70歳からの健康法

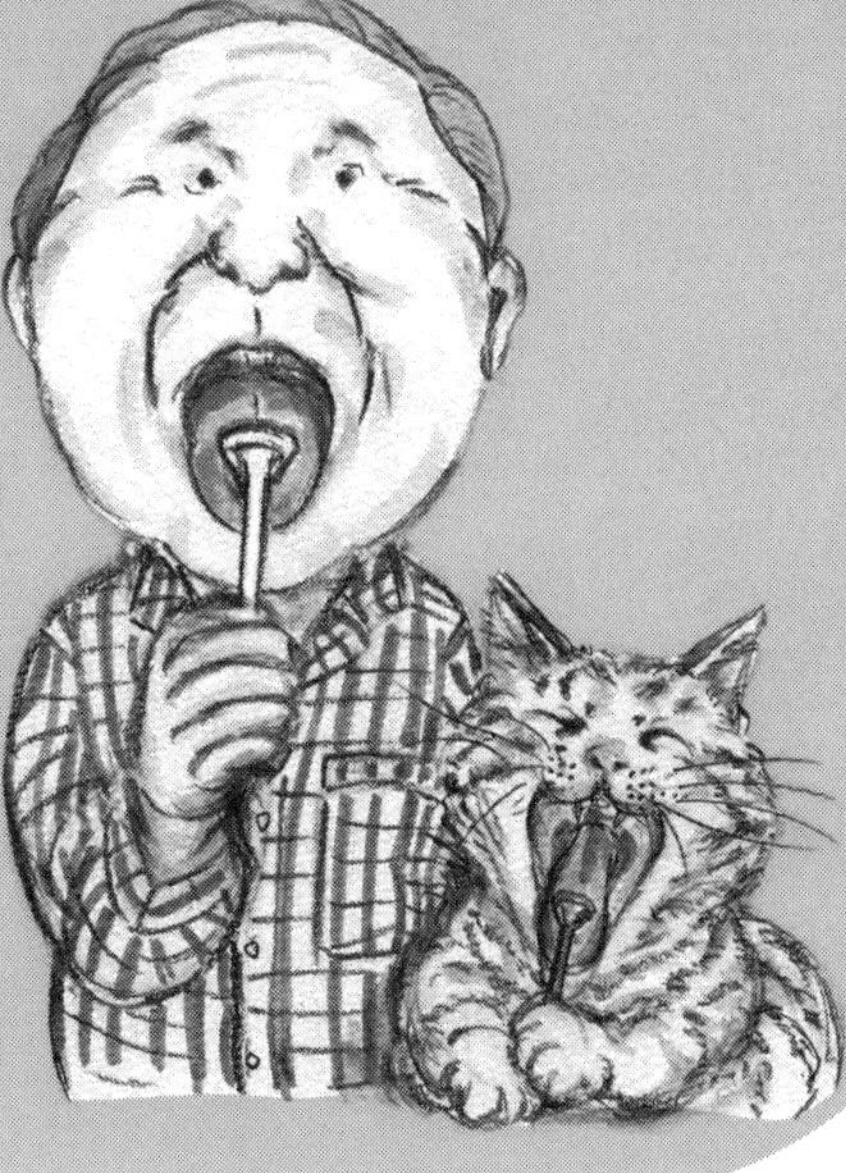

入江健二 著

高山啓子 画

論創社

目次

はじめに――私のこと

「青すたんボーフラ」

私が幼い頃、親は私をこう呼びました。青い顔をしてボーフラみたいに弱々しい子、という意味です。まったく福岡出身の人間は、どうしてああも自分の子どもに対して口が悪いのでしょうか（私の親だけかも知れませんが）。子どもだって心に傷が付きます。

おかげで私は、自分の姿形と体力にひどいコンプレックスを持ったまま育ちました。太平洋戦争後の東京での話です。

その私が、今や七七歳。四〇でロスアンゼルスのリトル東京にて開業して以来、三七年間病欠なし。病気をしなかったワケではありません。カゼなどはしょっちゅう引きます。だが、休まずに働き続けることができました。それだけ丈夫になった、と言えると思います。

処方薬の常用もしていません。その必要がないのです。ありがたいことと思っています。

日本には「病み抜く」という言い方があります。病気を繰り返している間に抵抗力がつき丈夫になる、というほどの意味です。弱かった私は、小学校二年と中学校二年の時に二か月くらいずつ長期欠席をしました。

小二のときは、栄養失調でカゼが慢性化しました。結核が疑われましたが、そうではなかったようです。いつも吐き気がしていました。

中二のときもカゼが長期化したのですが、学校に戻ってから友だちにノートを借りて勉強したら、直後の学期末テストの成績が中学時代で最良でした。普段いかにいい加減な勉強をしていたかがわかります。

高校二年では、蓄膿症《ちくのうしょう》の手術を受けました。鼻の両側が、術後まだ青黒くむくんでいるとき、クラスの女の子たちが賑《にぎ》やかに見舞いに来てくれました。むくんだ顔を覆いたかったです。

医学部二年では、腎臓結石。背中を突き抜ける激痛の原因がわからぬまま、七転八倒しました。いつも「二年生」がヤバかったのです（健二、という名に反する傾向でした。「病二」のほうがふさわしい）。

私の今の健康には、やはり「病み抜いた」結果という面がありそうです。

そんな私ですが、七〇代後半の今、私なりの健康法はやっています。それをここに記して、読者の参考に供したいと思います。

健康を支えるには三本の柱が必要、と私は考えます。

栄養
休養
運動

この三本です。これに信仰を加える人もあるでしょうが、私には信仰心がないので、その辺について述べることはできません。

健康を支える柱として、ご親切に「医者」を挙げる人もあるかもしれません。しかし、医者は処方の仕方一つで、患者さんの健康を害することだってあります。むしろ「なるべく医者の世話にならないためにはどうしたらよいか」という線で話を進めたいのです。

三本の柱の間を埋める要素に、人間関係と趣味があります。その辺についても触れてみたい、と思っています。

よろしくお付きあいいただきたいと願って、今日はひとまずこの辺で。

健康を支える三本の柱

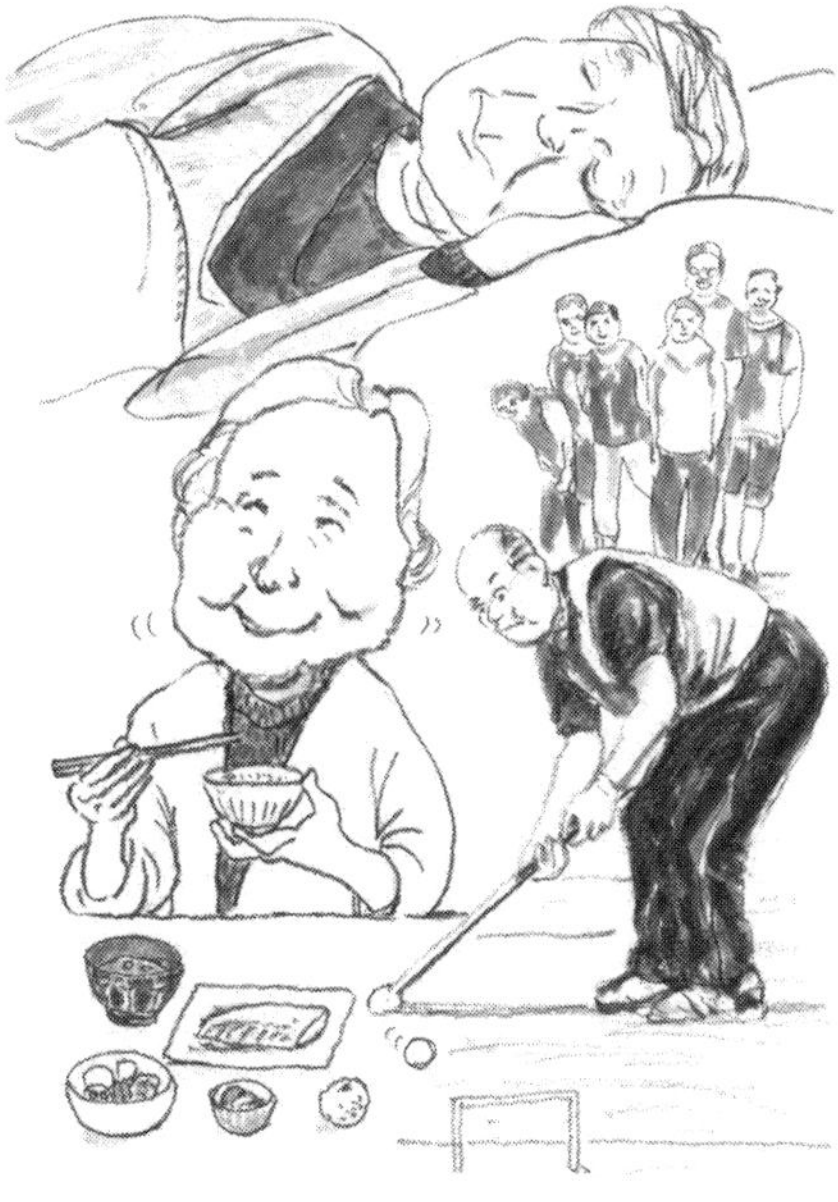

栄養――年をとったらクマさんみたいな食生活

子どもの頃、私は粗食でした。太平洋戦争直後の東京で家は貧しかったので、他に選択肢はありませんでした。「太白《たいはく》」という種類の水っぽくてまずいサツマイモでいのちを繋《つな》ぐ生活が何年も続きました。

そのおかげで、今は何を食べてもおいしいです（ただし、サツマイモはもう、あまり食べたくありません）。食べ物に感謝する気持ちも強いです。TVで料理の腕を競う番組がひと頃よくありましたが、食べ物をオモチャにしているようで、私には馴染《なじ》めず、好きになれませんでした。

そんな私ですが、母親に食事の内容について文句を言ったことがあります。世の中もわが家の経済もやっと落ち着きを見せ始めた一九五〇年代初めの頃で、私は中学生になっていました。

「たまには肉っけのものも食わせてよ」

食べ盛りの息子を三人も抱え、父の安月給で家計のやり繰りをしていた母に向かって、私はこう言い放ったのです。

自分の愚かさを悔やむにつけ、

「たのしみは　まれに魚《うお》煮て　児《こ》ら皆が　うましうましと言ひて　食うとき」

という橘曙覧《たちばなあけみ》の短歌を思い出し、胸が痛くなったりします。

横道にそれました。子どもの頃、四つ足動物の肉が少ない食生活に慣れたせいか、私は今でもビーフやポークなどの赤い肉を好みません。これは良いことと思っています（母に感謝せねばなりません）。

赤い肉には、コレステロール関連要素の中でも、コレステロールそのものの他に悪玉のＬＤＬ（低密度リポタンパク質）を増やす成分がたくさん含まれています。ＬＤＬはダンプカーにたとえられます。つまり、コレステロールを運んできてばら撒《ま》き、血管の壁を硬化させます。その結果、脳梗塞（ストローク）や心筋梗塞（ハートアタック）などの心臓血管障害の素地を作ります。善玉のＨＤＬ（高密度リポタンパク質）は運動することにより増えるので、32頁からの「運動」の項で触れる予定です。

私は以前、患者さんに向かって、

「年をとったらウサギさんみたいな食生活がいいですよ」

と言ったことがあります。が、その後よく考えてみると、ウサギさんは草や菜っ葉しか食べません。ちょっと栄養素が足りません。そこで、

「お猿さんみたいな食べ物がいいですよ」と言い直してみました。お猿さんは、ウサギさん系食物のほかに、果物やナッツ類も食べます。

「だが待てよ」と私はまた反省しました。お魚だって身体に良いワケです（特にヒレが付いていて元気よく泳ぐ種類のやつが）。

そこで、今では、

「クマさんの食べ物がいいですよ」

と言うようにしています。クマさんは、お猿さん系食物のほかにお魚（特にサーモン）も好むからです。

クマさんの食べ物は、実は地中海地方の人々の食生活にそっくりなのです。地中海の人々というと、私の頭にはヒゲを生やした大柄でたくましいクマさんのような男性が浮かんでしまいますが、かの地方の人々は世界でも長寿で知られています。

地中海地方の食物を整理すると、野菜・果物・穀類・ナッツ類・お魚、そしてワイン

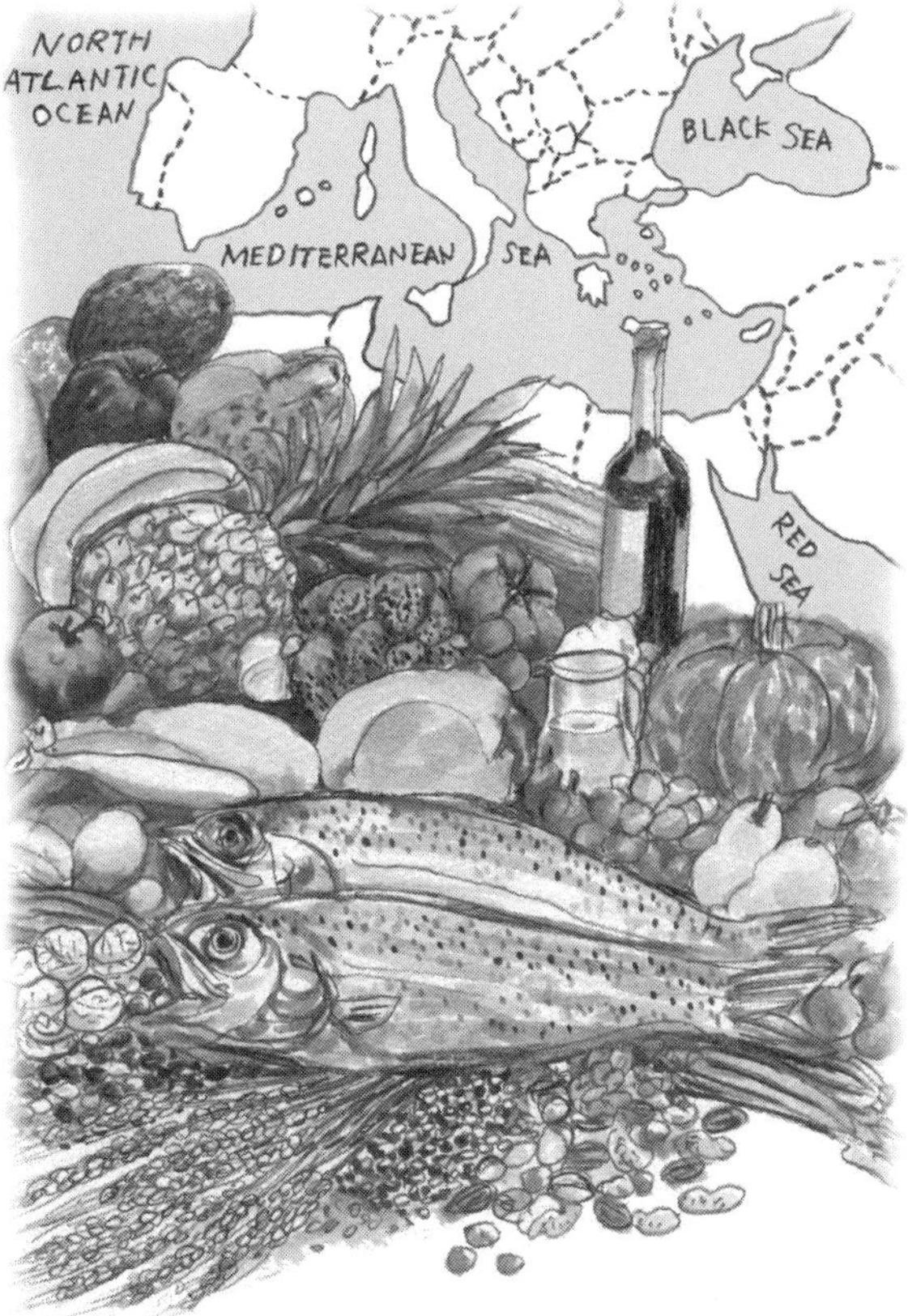
NORTH
ATLANTIC
OCEAN
BLACK SEA
MEDITERRANEAN
SEA
RED
SEA

少々ということになります。七〇歳を過ぎて大いに気になる健康上の問題の一つは、ボケ（認知症）です。ところが、ボケの予防策について文献を調べてみると、イの一番に出てくるのが、地中海地方の食生活なのです。統計学的にも、地中海地方に認知症の少ないことが証明されています。

クマさんの食べ物は、人々にボケずに長生きできることを保証しているワケです。

＊

「はや飯《めし》ナントカ芸のうち」

日本にはこういう言葉があります（ナントカの内容はご想像ください）。江戸時代の大店《おおだな》におけるデッチどんたちの生存競争では、食べることの速い者が有利だったから、こういう言い方ができたのでしょう。

だが、これは栄養の観点からはよろしくありません。せっかくクマさん系の良質の食物（野菜・果物・ナッツ・穀類・魚）を口にしても、シッカリ噛《か》まないとシッカリ消化吸収されないので、身体のためになりません。

そこで私は、

「ひとくち三〇回大キャンペーン」を展開しています。展開していると言っても、私のオフィスを訪れる患者さん方だけが対象ですが。一口食べ物を口に入れたら、三〇回は噛むという趣旨です。三〇回噛んでいるうちに、最初口に入れたばかりのときとは違う食べ物の味わいが出てきます（「一口で二度おいしいグリコなんとか……」というコマーシャルが昔ありましたね）。

そればかりではありません。よく噛むことで、

①食べ物がよくこなれる
②唾液中の酵素とよく混じり合う
③胃・膵臓《すいぞう》・胆嚢《たんのう》から消化酵素が充分に分泌される
④胃や腸の正しい蠕動《ぜんどう》が促される

その結果、消化吸収がよくなります。まさに良いことずくめです。

逆によく噛まないと、

①固い食べ物が準備態勢のできていない胃へ送り込まれ、胃の粘膜を傷つける
②消化酵素の分泌不充分のため、胃炎・腸炎・消化不良・下痢・口臭の原因となる
③胃腸の動きが悪くなり、胃食道逆流症（ＧＥＲＤ、Gastro-esophageal Reflux Disorder）の

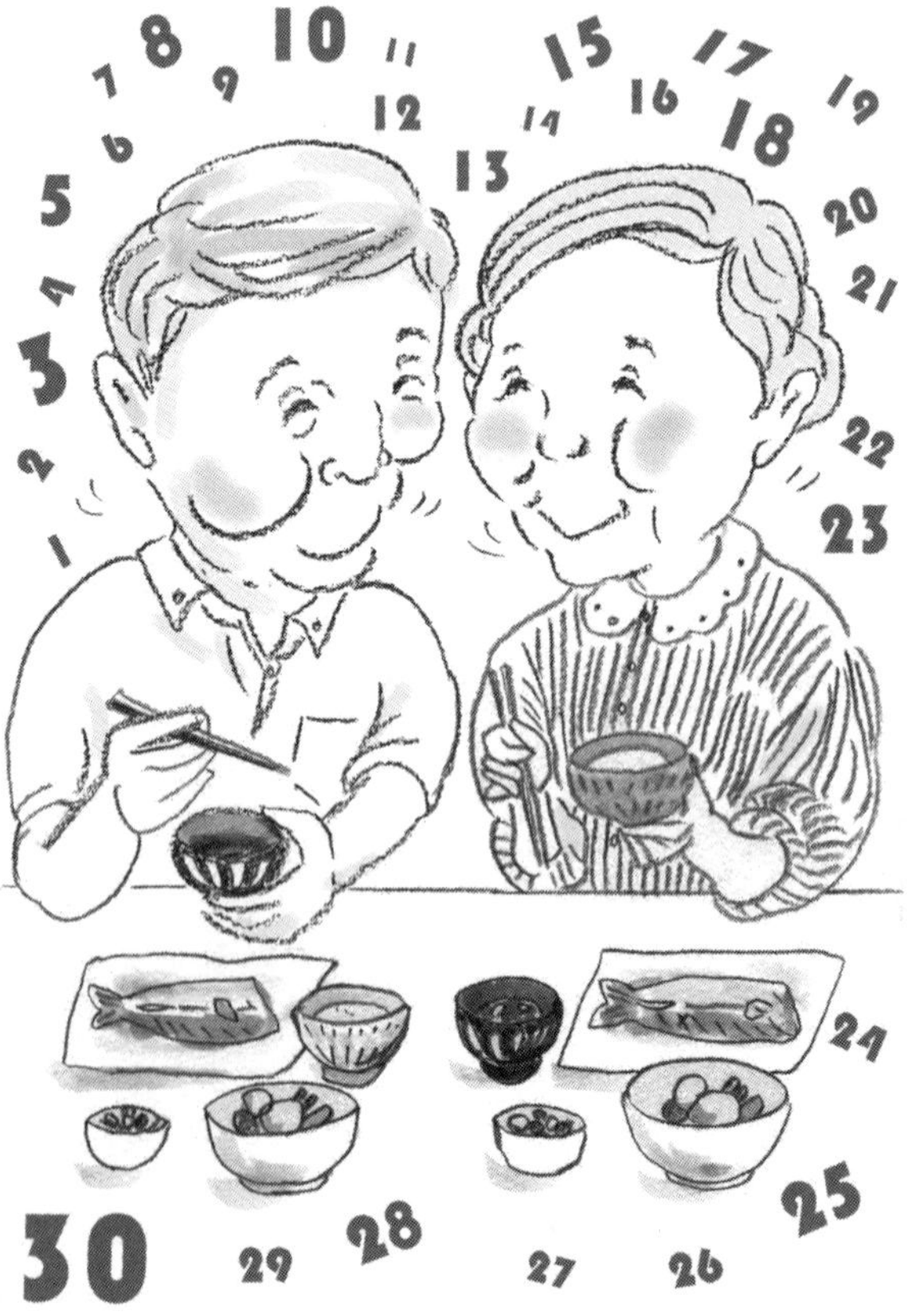
1
2
3
4
5
6
7
8
9
10
11
12
13
14
15
16
17
18
19
20
21
22
23
24
25
26
27
28
29
30

原因になる。便秘を起こすことも。便秘になれば、ガスが溜《た》まり、腹痛とイライラが生じ、その結果、逆に下痢を起こしたりもする

つまり、悪いことずくめとなります。

過敏性大腸炎という病気があります。原因不明の腹痛と下痢が主な症状の慢性疾患ですが、ストレスまみれの生活を送る若い人に多く、七〇過ぎの人にもあります。食べ物をよく嚙まないことが一因であり、よく嚙むことが対策となる、と私は考えています。

七〇歳過ぎた人にも、口が臭い人はもちろんいます。そんな人は「よく嚙んでいない」と見てほぼ間違いありません。よく嚙んでいただきたいと思います。

「こちとら、ひとくち三〇回嚙むほどヒマじゃねえよ」

とおっしゃる方には、

「七〇過ぎたら、もうそろそろご自分のためにもっと時間をお使いになってはいかがでしょうか?」

と申し上げたいです。

＊

最後に、栄養を害する二大要素について触れておきたいと思います。

深酒《ふかざけ》と喫煙《きつえん》です。

深酒の習慣は、アルコールによって胃や食道の粘膜に慢性的な刺激を与え、胃炎・食道炎を起こし、胃の痛み・胸焼け・吐き気・嘔吐《おうと》の原因となります。

深酒が続くと肝臓障害を起こし、脂肪代謝が悪化し、血中の中性脂肪が増えます（中性脂肪はそれ自身が血流を悪くしますが、ほっておくとコレステロールへ転化もします）。これが続くと肝臓は脂肪代謝の中心ですから、処理しきれなかった脂肪が溜まり脂肪肝となり、遂には肝硬変に陥ります。

深酒のため肝臓がバテると肝臓を通過する静脈系（門脈）の血液還流が悪くなり、胃や食道や腸に大きな静脈瘤《じょうみゃくりゅう》ができます。静脈瘤でふくれ上がった粘膜は切れやすく、しかもいったん出血すると止血が困難で、大出血を招きやすくなります。肝硬変における直接死因の大きな部分を食道静脈瘤からの出血が占めています。

消化器系への影響だけ見ても、深酒に良いことは一つもありません。

一方、タバコのニコチンは、毛細血管を収縮させますから、喫煙者の顔色はおおむね青黒くなります。同じ理由で胃腸粘膜の毛細血管の血流が悪くなり、喫煙が続くと消化吸収

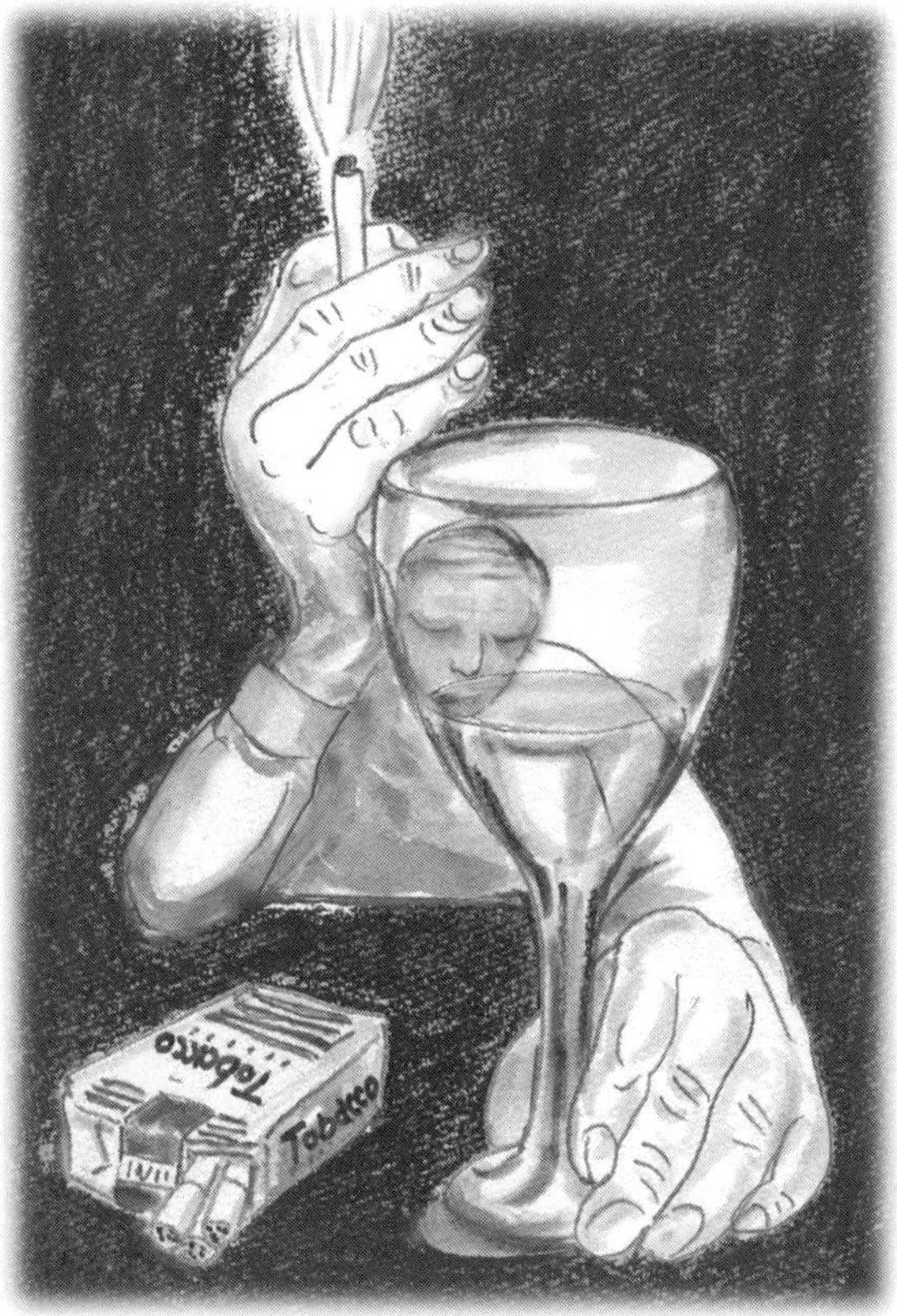
Tobacco
Tobacco

に障害を起こします。

タバコにはニコチン以外にも毒性物質が千種類以上含まれています。そのため喫煙者は胃潰瘍《いかいよう》になりやすく、これが非喫煙者に比べ治りにくいのです。消化器系では、喫煙は口《こう》腔《くう》・咽頭・食道・膵臓のガン発生率を高めます。

ガン・心臓病を含めると、アメリカ人の五人に一人がタバコのために死亡しています。

喫煙にも良いことは一つもないのです。

「ケンジさんは、酒もタバコもやらないで、生きることに何の楽しみがあるんですか」

酒もタバコもたしなまぬ私に、こう問いかけた人が以前いました。一九七〇年代末のことです。それは、夫婦共稼ぎの子育てで四苦八苦していたため家に居てもらっていた日本からの青年（いわゆるスクールボーイ）でした。

ロスアンゼルスでも喫煙制限がまったく行なわれていなかった時代で、彼はタバコも酒も大いに楽しんでいました。子どもへの影響が良いとはもちろん思えませんでしたが、私たち夫婦には他に選択肢がありませんでした。

酒もタバコもやらぬ私から言わせてもらえば、酒・タバコにしか生きる楽しみを見出せない人は気の毒です。きっと酒やタバコで神経が麻痺《まひ》して、他のことへ心が向かなくなっ

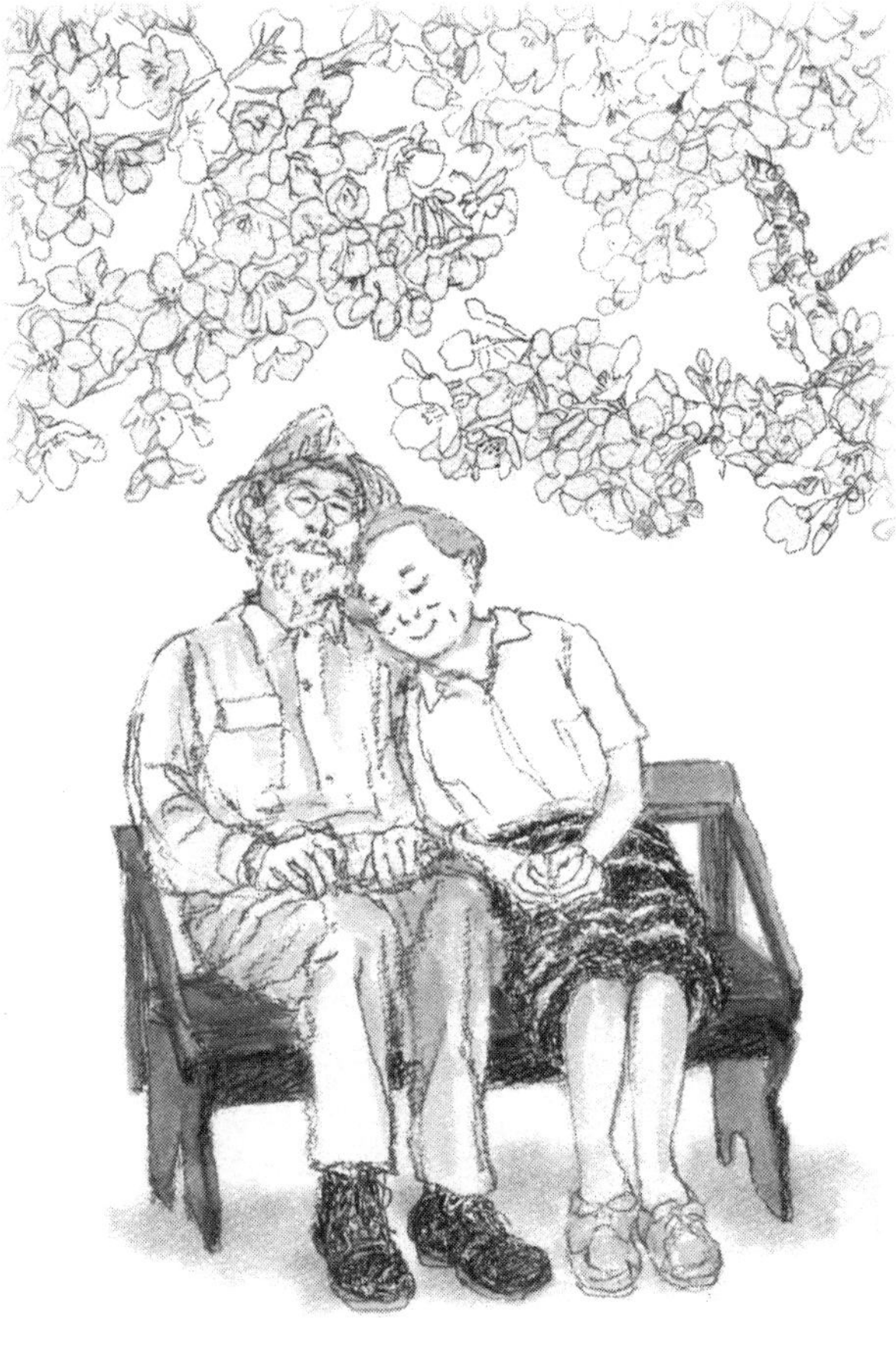

21　健康を支える三本の柱

てしまっているのだろう、と憎まれ口の一つも叩《たた》きたくなります。

しかし、件《くだん》の青年は、神経が麻痺してはいませんでした。一九七〇年代後半からの数年間に住み込んでもらった何人かの青年の中でも、ひときわ利発で、またとても人なつっこかったのです。

母一人子一人の家庭で育つうち、学校の成績は良かったが、地域のヤクザと関わりができ、足の指先にクギを刺し込むようなひどいリンチを受けたこともあった、と言っていました。そんな繋《つな》がりを断つため、ロスアンゼルスへやって来たとも言っていました。

イケメンで女の子にもよくもてたＮＫ君。高校生となった私の息子のもとへ、日本へ帰った彼から時々連絡があったようでした。日本での荒れた生活の後、若死にしたという連絡が彼の友人を通して息子のところへあったのは、一九九〇年代に入ってからでした。

七〇年以上生きていると、いろいろな人との出会いがあります。後になって思い出して嬉しい出会いもありますが、悲しい出会いもあります。

話が少し逸れてしまいました。

「栄養」の項の最後に、七〇過ぎのご同輩へ申し上げたいと思います。せっかくここまで生きたのですから、食べ物に気を付け、深酒と喫煙は避けて、もうちょっと長く人生を楽しもうではありませんか。

休養――毎日七時間寝よう

休養の中心は、やはり睡眠です。

私はかつて、不眠症でした。原因は(ご多聞にもれず?)受験でした。一九五九年の大学受験の前夜、緊張のため眠れず、焦りました。

その時まで、およそ「寝つけない」なんてことは経験したことがありませんでした。東京にある小・中・高の一貫校に通っていたので、深刻な受験をそれまでまったく体験していなかったのです。

「明日のためによく眠っておかなくちゃ」

そう思うとかえって眠れなくなりました。数をかぞえたりしてやっと眠りに落ちようとすると、急に胸がドキドキし始め、目が冴《さ》えました。参りました。で、一回目の受験では志望校に入れず、浪人（ただし、原因は不眠ではなく、学力不足でしたが）。「眠ろうとすると胸ドキ」傾向は、その後ずっと続きました。それを打ち破ったのは、ロスアンゼルスでのレジデント（アメリカの医師トレーニング制度）生活でした。

三六時間（丸一昼夜半）ぶっ通しで働き、家に帰ります。子どもの日本語学校の宿題などを見てやって、やっとベッドに入ると、もう死んだように眠りました。まさにバタンキューでした。

六時間くらい眠って、また起きるときの辛さといったらありませんでした。その日は五分でもヒマができると、オンコール・ルーム（当直室）にもぐり込んで眠りました。「眠ろうとすると胸ドキ」どころではありませんでした。死ぬか生きるかでした（医者になろうとしているお子さんかお孫さんをお持ちの方は、彼ら・彼女らがそういう生活に耐えていることをわかっていてあげてください）。

＊

七〇年以上生きた今、はっきり言えることが一つあります。それは、人間不眠症ではめったに死なない、ということです。死ぬほど寝不足になれば、死ぬ前に必ず眠ります。

不眠症と思っている方、丸一昼夜働いて、その後六時間だけ寝て、また起きて働いてみてください。不眠症は解消するのではないかと思います。

一方には、毎日七時間眠る人が一番健康で長生きできる、という統計があります（六時間でも八時間でもありません）。しかし、毎日七時間寝ろと言われたって、なかなかそうは問屋が卸しません。七〇年以上も生きると、七時間ストレートには眠れない理由がたくさんあり得ます。

子どもや孫についての心配事があったり、就寝前に家族の誰かと些細《ささい》なことで言い争って神経がいらだっていたり、あるいは昼間コーヒーや緑茶を気づかずに飲み過ぎていたり……といろいろあります。言い争った当の相手がすやすやと安らかな寝息を立てていると、アタマにきて、余計眠れなくなったりもします。

眠れないと、今さらくよくよ考えてもどうにもならない昔の失敗のことを思い出したりもします。そして、

「ああ、やっぱりオレは人生の敗北者だなあ」

と昼間なら考えもしない結論を下したりします。そうなるともうダメですね。眠れません。

そんな場合、私はガバと跳ね起きて（本当のところはこっそりベッドを抜け出して、という

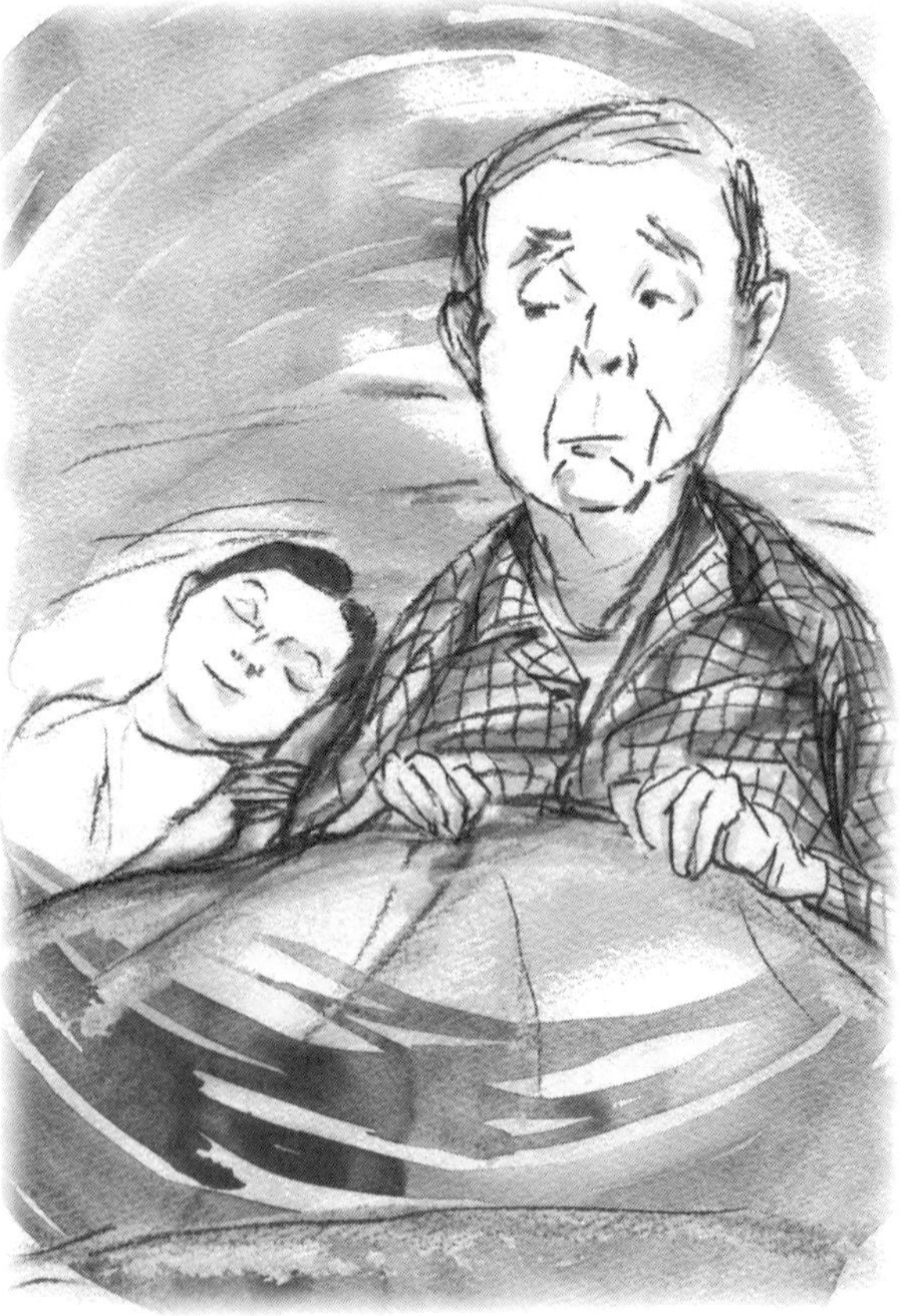

ことになりますが）、腕立て伏せを五〇回やります（昔からやっていたので、これはまだできるのです）。その後ベッドに戻り、心臓の鼓動がおさまるのを待つと、間もなく眠りに落ちることが多いようです。

腕立て伏せをしても眠れない場合……困ります。そのままウツラウツラして朝を迎えることもありますが、タイレノール（Tylenol 成分・アセトアミノフェン）やメラトニン（Melatonin）を服用することもあります。私は、処方箋の必要な睡眠剤は使いません。

タイレノールには弱い催眠作用がありますが、お酒と併用すると肝臓を傷めます。

メラトニンは、催眠作用の他に不老長寿効果もあるとの宣伝が効いて、一九八〇年代に大変流行りました。出張が多く時差調整がしょっちゅう必要となる日本からの駐在員で愛用していた人も多かったようです。

メラトニン三ミリグラム一錠を初めて飲んだ翌朝、私は口がカラカラに乾いて目が覚め、驚きました（私には半錠で充分です）。が、他に深刻な副作用はないようです。不老長寿効果はアテになりません。その証拠に、私はちゃんと老けています。

＊

統計的には七時間睡眠が一番良い、と申しましたが、私の場合七時間ストレートに眠れることなどマレにしかありません。夜中に病院へ駆けつけることがありますし、早朝の三時とか四時に敬老ホーム（一九六九年、ロスアンゼルス日系社会に開設された高齢者向け養護施設）から電話が入ることもちょくちょくあります。

そんな私にとって、昼寝はとてもたのもしい味方です。七〇過ぎても私同様に不規則な生活を余儀なくされている方に、これをお勧めしたいと思います。

睡眠が五時間を切ったりすると（それも珍しいことではありません）、翌日の午後になって私は診療中にひどい疲れを感じがちです。そういうとき、私は「五分間昼寝」をします。疲れを引きずったままで診療するのは良くないと考えるからです。

ただでさえ患者さんをお待たせすることの多い私ですから、これはやっかいな問題です。しかし、五分間眠ると、頭がスッキリするのです。ぼやけた頭で診療して過誤を犯すよりはマシ、と考えています。

近頃では、五分でなく「四分間昼寝」を実施します。

「そんな芸当がどうやってできるんだ?」

とお尋ねなら、ご説明申し上げます。

四分はたしかに短い時間です。しかし、四分間脳に血が循環しなかったら、酸欠のため脳細胞は死にます。つまり、四分息ができなかったら、人は必ず死にます。そういう意味では、四分は実に長い時間です。

私は「四分眠ろう」と決めたら、オフィスの隅でカーテンを引き、イスを二つ並べます。タイマーを四分にセットするとイスの一つにいそいそと座って腰にクッションをあてがいます。頭をイスの「背もたれ」に載せると、もう一つのイスに足をのっけます。準備完了。所要時間五秒です。そこで私は自分を、

「秘密の花園で美女と戯《たわむ》れる」

という気分にさせます。若い頃からアクセクと働くばかりだった私には、もちろんそんな体験はありませんが、ムリヤリそうさせます。そして、三分五五秒間その気分を楽しむよう自分に命じます。ムリヤリ命じます。

それでも不充分なら、深呼吸をして息をごくゆっくり吐くようにします。すると、三回目の息を吐く頃には眠りに落ちます。

四分経ってタイマーが鳴ると、私はスックと起き上がります。水道の蛇口をひねって水を出し、片手でプルッと顔を洗い、ペーパータオル一枚で（節約、せつやく！）その顔を

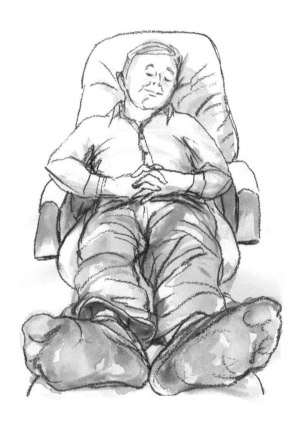

拭くと、頭もスッキリ。もう千両役者の気分です（表現がちょっと古くてすみません）。

ついさっきまでの疲れて泥沼にはまり込んだような気分はウソのようで、

「やあ、お待たせしました」

と元気よく次の患者さんの待つ診察室のドアを開く次第と相成ります。

四分間昼寝以外にも、回診のため朝早く病院に着いたときクルマの中で五分眠るとか、ランチ後に一〇分ないし一五分昼寝するとか、他にも私の得意技があります。こと昼寝に関しては、今や私は一種の天才です（それ以外には、残念ながら天賦の才能はありません）。

しかし、昼寝のおススメは、七〇過ぎても私のように不規則な生活を送っている人が対象です。一番良いのは、毎日七時間前後グッスリ眠ることでしょう。そのためには、規則正しく運動することが助けとなります。また、たとえ七時間ストレートに眠れなくても、同じ時間寝床の中で休むことが翌日の気分と健康維持に役立つ、と申し添えたいと思います。私の体験にもとづく感想です。

運動――七〇過ぎても運動を

「みっともないから、もう止めたら」

息子がこう言ったのです。一九八五年の一一月に入ったばかり。私が剣道を習い始めて二、三週間経った頃でした。息子一六歳、私は四五歳。息子はすでに三年ほど剣道を習っていました。

要するに、いくら年をとってから習い始めたにせよ、私の竹刀の振り方があまりにも不格好なので、

「恥ずかしい、早く止めてほしい」

という息子の申し出でした。それからさらに二週間くらい経つと、今度は、

「ねえ、まだ止めないの」

と聞いてきました。

その頃私は、息子を医者にしようと猛烈にプレッシャーをかけていました。それに対し

彼は頑強に抵抗していました。二人の関係は控え目に言っても「険悪」でした（息子はその後、大学院まで行きましたが、アーティストになり、今はあるカレッジで教えています）。

私は、

「オレの言うこたあオマエは聞かねえのに、なんでオマエの言うことをオレが聞かにゃならんのだ」

と思い、剣道を続けました。

でも、心の奥底では息子の言い分が正しいことを私は知っていました。私の身体はスポーツに向いていないのです。もっと若い頃から、固い、遅い、鈍い、バランスが悪い、と四拍子揃《そろ》っていました。おまけに新しいものを始めるには高齢でした。

私の「固さ」について若干説明を加えます。私はアグラがかけません。股関節が固いので、両膝がポンと持ち上がってしまうのです。それから、『和式』のトイレが苦手です。「大」の方を足そうとすると（ビロウな話になり、申し訳ありません！）、かかとが床に着きません。足首の関節が九〇度以下に曲がらないからです。その点、アメリカ生活が私に向いていると言えなくありません（それのみがここに住んでいる理由ではありませんが）。

それだけ筋肉の質が悪く、柔軟性に乏しいのです。私ほどではないにせよ、やはり筋肉が固くても七段まで上り詰めた先生を存じ上げております。その方は勘が鋭く、反射神経抜群でした。私の場合、反射神経は最悪です（ですから、フリーウェイの運転でも先行車と充分に車間距離を取らないと落ち着きません。割り込みは気にしません）。

でも、私は剣道を続けました。理由は、止める強い動機がなかったからに過ぎません。

ここまでは前置きです。

「運動は下手なほうが運動になる」

このパラドックスを申し上げたいのです。

テニスを例にとると、上手な人がボールをコントロールし、下手な人はコート中を走り回らねばなりません。ゴルフでも同じです。下手は小さなボールに当てられず、大きな地球を叩《たた》いたりします。打っても思いがけない方向に飛んで、たくさん歩かねばならなかったりします（カートに乗るなどは言語道断と申し上げておきます）。

テニスでもゴルフでも、上手は涼しい顔をしている一方で、下手は汗だくとなります。

剣道も同じことです。上手な人に動かされて、下手な者はすぐ打たれます。グッと攻められると、ビクッとなり、気がつくと打たれています。

打たれぬよう必死で立ち向かうと、息は切れ、汗は滝のように流れます。上手《うわて》の先生は

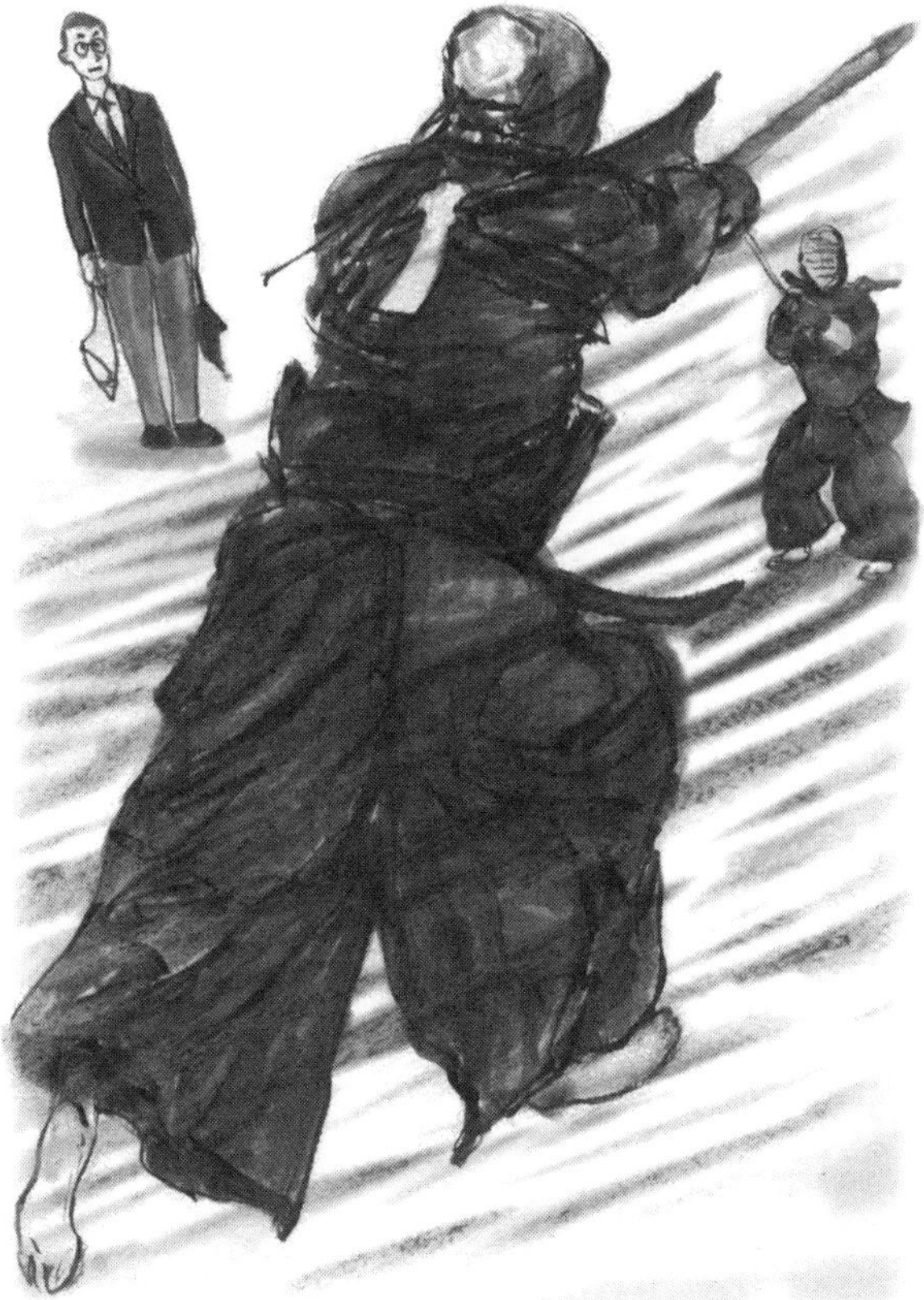

大して汗もかかずに涼し気で、

「足が前へ出ていない！」

などとおっしゃいます。

下手と上手では、どちらが良い運動になっているか、剣道でも一目瞭然なのです（道場の先生方、生意気を申してすみません。お許しください）。

七〇を過ぎても、いろいろ教えていただいたり工夫したりして進歩する面はあります。が、筋力の衰えとそれによるスピードの低下は免れません。差し引くと、より上手になろうとする努力は、なかなか報われません。

それでも私は、大汗をかきかき剣道を続けています。運動を継続することの効果について、これからご一緒に検討して参りたいと思います。

＊

七〇過ぎでも続けられる運動は剣道以外にもたくさんあります。私の診療室を訪れる方々のやっておられるものを並べますと、ゴルフ・テニスにジョッギング、エアロビクス、ヨガ、水泳、ハイキング、ダンス、卓球、太極拳、空手、柔道、少林寺拳法、ラジオ体操にテレビ体操、そして散歩などなど。

散歩もよい運動です。

「速く歩かないと効果がないんですか？」

と聞かれる方がありますが、そんなことはありません。ゆっくり歩いても大丈夫です。消費するカロリー数で「効果」を計るとするなら、それは体重と歩いた距離の掛け算で決まります。スピードは関係ありません。もちろん、同じ三〇分なら速く歩いたほうが効果的ですが、それは距離を稼げるからです。

カロリーを消費して体重をコントロールしようというのは、肥満傾向のアメリカ人に多い発想ですが、ここでは運動効果一般について考えてみたいと思います。

①善玉コレステロール（ＨＤＬ）を増やします。ＨＤＬは、コレステロールを体外に排除するためのタンパク質です。効果の程度には個人差と男女差があります。どちらかというと、男のほうが効果が上がりやすいようです。

女性は子どもを産むためいったん摂取した栄養分をなかなか放出しない体質で、運動してもＨＤＬが増えにくいのかも知れません。

私は、ある患者さんから「なぜ運動すると善玉が増えるんですか？」と聞かれたことがあります。慌てました。大急ぎで教科書を読んだり、その方面の専門家に尋ねたりしましたが、明確な解答は得られませんでした。どうやらまだ解明されていないようなのです。

②消化吸収を助けます。身体が栄養素の取り込みを要求し、胃腸の働きが活発となるからです。しかも、体重は増えません。体脂肪が減って筋肉量が増え、むしろスリムになります。消化不良の食べ物が溜《た》まらないので、胃腸も健康な状態に保たれます。

③睡眠を促進します。これも身体が要求するからです。運動しているのによく眠れない、とおっしゃる方があります。もう少し運動量を増やされてはいかがでしょうか。

「試合前はよく眠れない」という方もあります。ご心配なく。人間一晩くらい眠れなくても決して死にません。それに、よく眠れないくらい緊張していらっしゃるほうが、試合結果はいいはずです。ただし、準備運動は充分にやって下さい。

④エンドルフィンが筋肉から分泌されます。エンドルフィンはモルヒネに似たタンパク質（ニューロペプチド）の一種です。

ランナーズハイという言葉を聞かれたことがあると思います。長距離ランナーが味わう高揚感のことで、これがまさしくエンドルフィン効果です。

私の粗悪な筋肉も、これはちゃんと分泌してくれているらしく、剣道の稽古後になんと

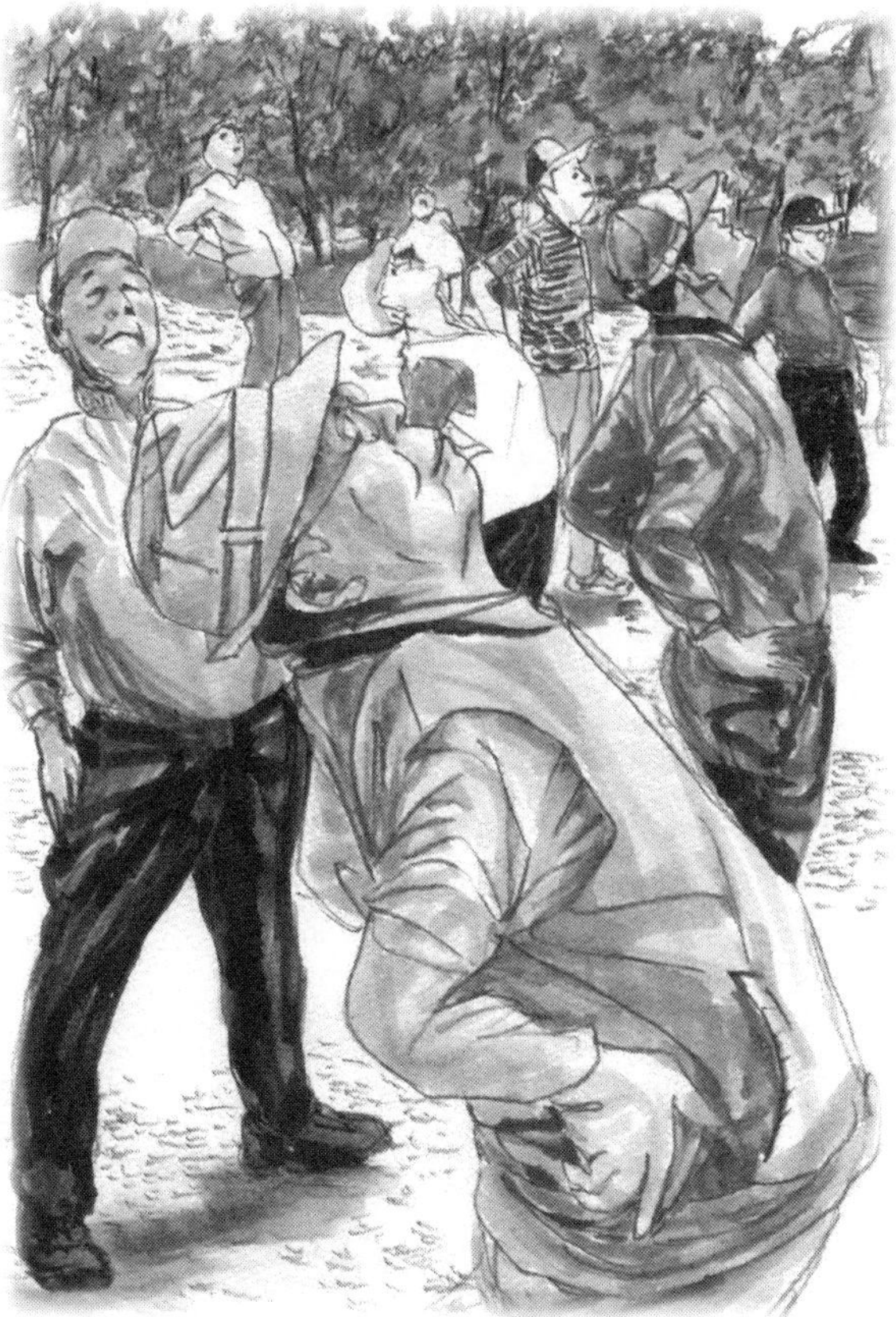

もいえない爽快感を味あわせてくれます。そして、剣道にだけでなく生きることについて、

「またガンバロー」

という気分にもさせてくれます。

もともと私は、うつ病傾向のある人間です（本当です）。剣道のおかげで、うつをかなり回避できていると思います。うつ病治療に運動が効果ありとの統計結果はまだ出ていないようですが、予防には役立つ、というのが私の得ている感触です。

⑤気持ちの整理に役立ちます。人生ではいろいろ気になることが一時に重なってしまうことがよくあります。そうなると、頭の中はグチャグチャになります。そんなときにしっかり運動すると、すぐ処理した方がよいこと、しばらくほっといてよいこと、無視してよいこと、の区別がつけやすくなります。これもエンドルフィン効果かもしれません。

⑥人間関係（人付きあい）を促進します。私も、仲間の昇段祝いの集まりなどには、つとめて出かけるようにしています。楽しいです。散歩もグループで行ない、おしゃべりで普段のウップンを晴らしている方もあります（この点では、女性が圧倒的に優秀です。男は一般にこういう面では不器用ですね）。

＊

「ところで、アンタの剣道はその後どうなったか」

かなり残酷なご質問ですが、お答えします。初段まで六年、四段までに一八年かかりました（今は五段の厚く高い壁の前でウロウロしています）。若い有能な人なら、初段に二年、四段までに五、六年しか要しません。

そんな私が剣道を続けるためには、それなりの努力をしています。毎日「基礎体力トレーニング」と称するものをしています。それをご紹介します。これが、剣道をやらぬ方にも参考になるかも知れません。

月曜日の朝、起きるなり腕立て伏せを五〇回。これで目を覚まします。

火曜の朝には、首のうしろと両足首に軽いウエイト（重し）を当てて背筋運動六〇回。やはり目覚ましに役立ちます。

水曜日は休診日ですが、病院と敬老ホームの回診をします。帰宅するなり、腹筋運動（足もとをベッドの下に入れ、両手を後頭部に当てて起き上がるパターン）を一〇〇回。

木曜日朝、腕立て伏せ五〇回。

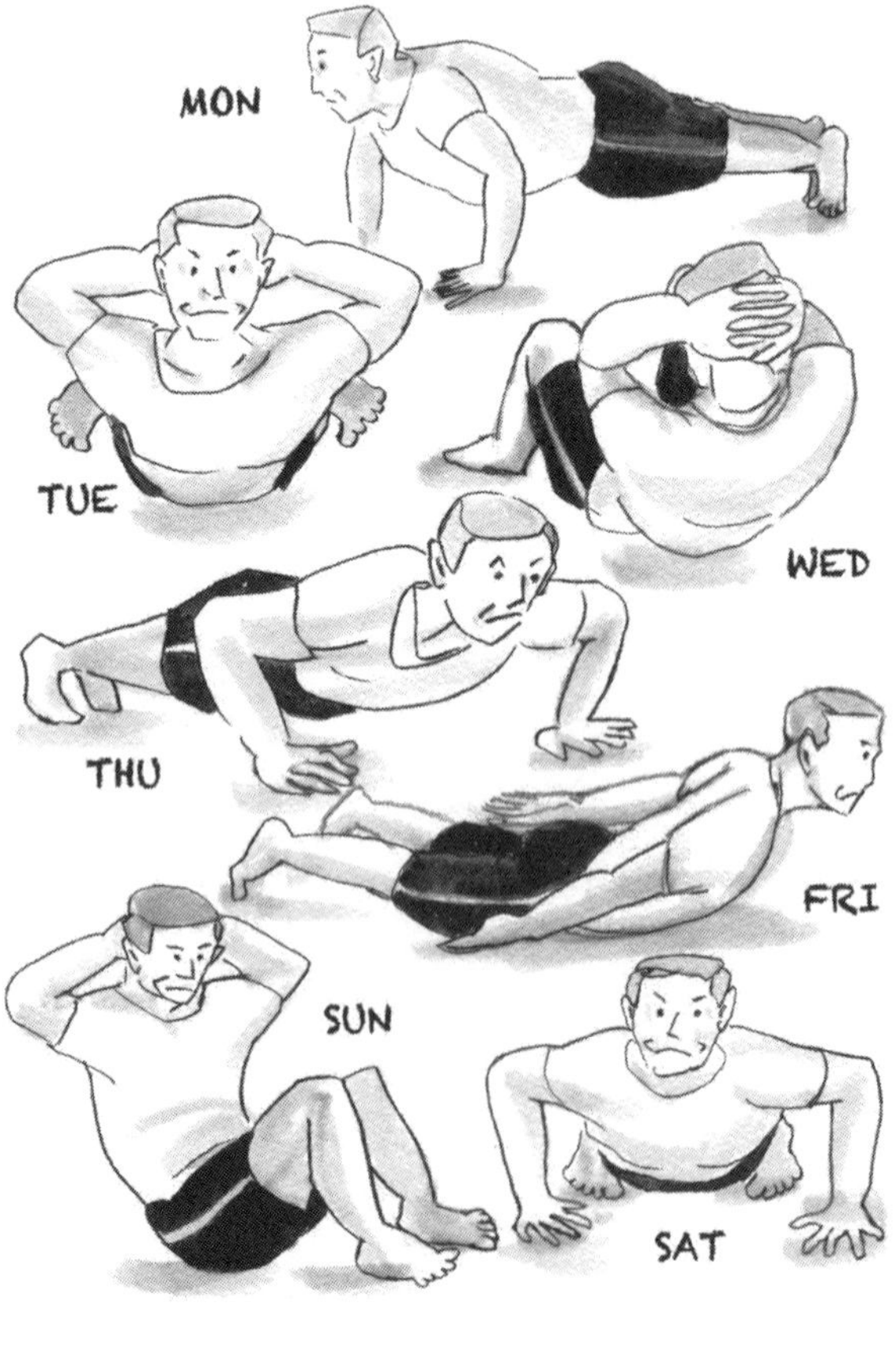
MON
TUE
WED
THU
FRI
SUN
SAT

金曜日朝、背筋運動六〇回。

土曜日朝、腕立て伏せ五〇回。

日曜日夕方、腹筋運動一〇〇回。

この他、病院や敬老ホームの回診時、エレベーターを使わないようにしています。昼休みに時間があれば、診察台に寝て頭を持ち上げる運動をします。仰向けとうつ伏せで前後左右計八〇〇回。首を持ち上げるのに一秒はかからないので、この運動は一〇分未満で終わります。これは以前に家の階段でステンと転んで首筋を痛めた後、物理療法士に勧められて始めました。

まあこれだけやっても、だんだんに体力が衰えていくことは争えません。若い人の稽古に迷惑をかけるようになったら、剣道は止めるつもりです。剣道を止めても、これらの基礎トレーニングは続ける予定です。

運動やり過ぎの弊害についても少し触れておきます。

七〇歳を超えて運動をやり過ぎてまず生じやすいのは、関節炎・腱鞘炎《けんしょうえん》です。特に膝にきやすいですね。対策は、患部を休める・冷やす（慢性化したときは温める）・マッサージ・軽く動かす、そして消炎剤、ということになります（進行すれば手術も必要となります）。

筋肉疲労で痙攣《けいれん》が起きることもよくありますｓ。ふくらはぎに多いようですが、どの筋肉にも起こります。私などは自律神経失調症（まあ何かと問題の多い厄介なやつです）のため大汗をかきますので、稽古の後にはよく夜中に飛び起きます。普段からサプリメントでカルシウムやマグネシウムを補い、果物でカリウムを補うことが対策となります。疲れた筋肉をベッドに入る前に温め、マッサージすることが予防となります。それでもガーンときたら、その筋肉をしっかり伸ばし、マッサージするしかありません。

この地の芥川賞作家・米谷ふみ子さんが近著（『ロサンゼルスの愛すべきダンス仲間』マガジンハウス刊、二〇一三年）に「足がつったら、鼻と上クチビルの境い目をギュッと押さえるとよい」と書いておられます。その部位は、調べてみると鍼灸《しんきゅう》における「人中《じんちゅう》」というツボです。これ、効きます。私個人の場合、九〇パーセントの確率で飛び起きなくてすむようになりました。助かっています。お試しください。

運動をやり過ぎてカゼを引きやすくなる、ということはないと思います。しかし、カゼを引いたら、思いきって休んでください。ゴルフもテニスも剣道も、どこへも逃げはしません。普段よく運動している方は、休むことで回復も早いようです。大事になさって、早くまた運動へ戻ってください。

三本柱をつなぐ人間関係と趣味——善玉コレステロールを増やそう

栄養と休養と運動という健康を支える三本の柱の間を埋める要素が、人間関係と趣味だと思います。

人間関係は両刃《りょうば》の剣で、良ければ健康維持に役立ち、悪ければ健康を害します。失恋や離婚でよく人は病気になります。私にも身に覚えがないワケではなく、「あの頃はしょっちゅうカゼ引いてたなあ」という時代がありました。

人間関係の良し悪しで善玉コレステロール（ＨＤＬ）が増えたり減ったりします。これは、ストレスが少ないか多いかで説明されていますが、くわしいメカニズムは解明されていないようです（運動でなぜＨＤＬが増えるかが解明されていないのと同様に）。

人間関係で一番大切なのは、なんといっても家族関係ではないでしょうか。私には、年《とし》甲斐《がい》もなくまだ学校に通っている子どもがいます。その教育問題につき、妻と言い争うことがちょくちょくあります。年をとってからの子は甘やかしたせいか（それも主にわたしの責任と妻は申します）、いろいろと問題を起こしてくれますので、夫婦の口論の種には事欠きません。感情的になって言葉の応酬《おうしゅう》をした後、私はもう眠れません。身体に大変よくありません。

夫婦喧嘩に関しては、三〇年来の友人で指圧師のM先生が、だいぶ前に良いことを教えてくれました。

「女房とケンカした後は、一生懸命自分の悪かった点を探して、なるべく早く謝っちまいます。その方がボク自身にとって得なんですよ」

たしかにケンカでは（特に夫婦喧嘩では）片方だけが一方的に悪いなんてことはあり得ません。ちょっと落ち着いてから考えると

「あっ、あの言い方で怒らせたな」

と気づくことが必ずあります。

M先生のご忠告以来、自分のほうの落ち度に気づいたら、まだ少しくらい胸の中がムシャクシャしていても思いきって謝るようにしています。するとスッキリします。眠れます。

悪い人間関係を引きずることは、ストレスを溜《た》めることになります。ストレスが溜まる

と、胃潰瘍、高血圧、心筋梗塞（ハートアタック）、脳梗塞（ストローク）などを引き起こしやすくなります。また、ガンの素地を作るとも言われています。

ごく古くからの知人のH氏は肩叩《たた》きに遭って退社し、まもなく胃ガンが診断され、六か月後にあっけなくこの世を去りました。六四歳の若さでした。H氏は英語が得意だったので、学生時代から世界中を飛び回ってお金持ちになることにあこがれ、四〇年間貿易商社勤めをした人でした。真っ正直で、人をごまかしたり蹴落としたりなどとてもできそうにない人でした。会社の利益が人間としての倫理にも優先するような仕事が、この人に向いているとは私にはとても思えませんでした（商社というものの実態については、私は山崎豊子著『不毛地帯』で学びました）。

家庭では疲れのためイライラが嵩《こう》じて家人と衝突しても、九州男児のH氏としてはなかなか謝ることができなかったようです。ストレスが溜まって眠れない夜がH氏にもあったと思われます。

「早く謝る」ことの人間関係における効果を、訴訟社会のアメリカでどこまで一般化してよいのか、私には自信がありません。しかし、一つ面白いデータをご紹介したいと思います。

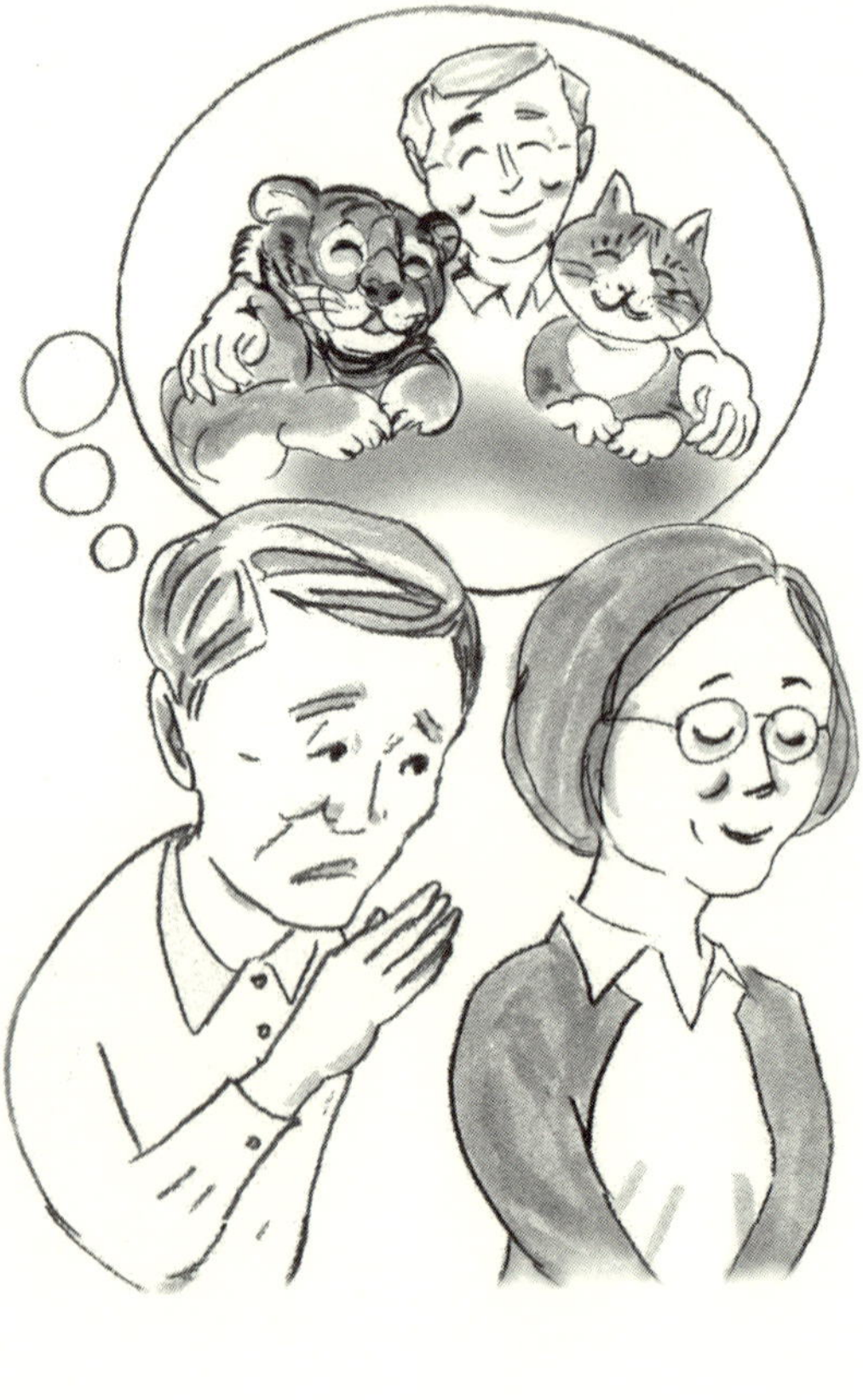

医者が誤診とか手術の失敗などの医療過誤を犯したとします（恐いことです、私にとっても患者さん方にとっても）。その場合、すぐに正直に謝罪する医師のほうが、そうしない医師に比し、訴えられて法廷に立たねばならない率がずっと少ないという統計結果が、二〇一三年に発表されました。「謝る」という行為が人間心理に与える好影響を如実に物語っていると思います（このアメリカにおいてさえ！）。

子どもも怒ると恐いことがありますが、妻に比べれば子ネコとトラくらいの差があります。昨夜も私はついつい言い過ぎて妻を怒らせました。どう謝ろうか、とこれを書いている今懸命に考えているところです。

＊

ここで、ある悲しいエピソードを申し上げたいと思います。

小学校で同級だったT君は、低空飛行だった私などと違い、ずっと秀才でした。東大法学部を首席で卒業し（いわゆる「銀時計組」）、日本銀行入り。将来の日銀総裁と目されていました。そのT君が、一九九〇年代後半にある銀行の再建を任されて難航し、あっさり自殺してしまいました。まだ六〇歳に手の届かぬ若さでした。

報せを受け、私は仰天《ぎょうてん》しました。小学校の相撲で横綱を張っていた彼の立派な体格とよく光る大きな眼を思い出しました。

まるっきり違う世界に住んで付きあいが途絶えていましたから、詳しい事情はわかりませんが、彼は日本人男性として典型的な仕事人間でした。仕事で窮地に立ったとき、「仕事以外の人生」を想定することができなかったのではないでしょうか。

「たとえ仕事から身を引いても、あれがしたいから生きつづけよう」と思えるような趣味がなかった、と想像せざるを得ません。まだ学校に通っている娘さんを残し、哀れでした。

私の妻の母親は、六八歳で夫を亡くしました。四国生まれで、帰米二世の男性と結婚し、私の妻を長女として産みました。日英両語に堪能だった義父は日本の商社に勤め、日本へ初めてビニールの製法を導入。義母は夫に従ってニューヨークに住み、辛酸を舐《な》めました。義父は激務に耐えた後、胸部大動脈瘤《だいどうみゃくりゅう》破裂（かつて石原裕次郎が罹《かか》った病気）の診断が後れ、七三歳で急死。

義母は初め悲嘆にくれて泣いてばかりいましたが、人に勧められて近所のカレッジの成人クラスで水彩画を習い始めました。すでに七〇歳になっていました。もともと素質があったのでしょうか、七二歳頃からめきめき腕を上げ、地域の展覧会水彩画部門の金賞を総なめにするようになり、やがては全米レベルでも活躍するようになりました。私のオフィスにも家にも義母の絵が何枚か掛けてありますが、こういう生き甲斐を見つけられて彼女は幸運でした。

「では、あんたの趣味は何かね」

ですって？　聞かれると思いました。あるとき妻とお互いの趣味について話し、「ボクには剣道がある」と言いましたら、一呼吸置いて、

「あなたの剣道は趣味じゃないんじゃないの？」

と応じてきました。

「だって、稽古は辛いことがあっても、終わると気分爽快になって止められないくらいだから、やはり趣味だよ」

「そういうのは中毒って言うのよ」

そう言われて考えると、麻薬中毒者はヤクを注射することそれ自身は痛みを伴っても、後の気分が良好なので止められません。「後の気分が良い」のでやっている剣道は、中毒と定義されても仕方ないかも……、と気づきました。

そこで、

「自分の本当の趣味は何だろうか」

と考え始めました。読書は好きですが、なんだかそれだけでは淋《さみ》しい気がします。

私がパーティ嫌いで人付きあいが下手なことは、家の者はよく知っています。人付きあいが必須の茶道とか華道には気が向きません（「ガサツな人間にはしょせん無理だ」とも言われそうですが）。


この頃、寝つきが悪いと庭いじりのことを考えるようにしています。バラの植わっている部分にレンガの縁取りをしようとか、裏の斜面に小さな階段をつけようとか、はたまた鉢植えのキュウリ・トマト・ピーマンにどのくらい鶏糞《けいふん》などの肥料を施《ほどこ》すべきか、などなど。あれこれ考えているうちに眠りに落ちます。


その道の専門家から見ればママゴト程度の庭いじりでしょうが、私の心を不思議なくらい落ち着かせてくれる何かが、確かにそこにあります。そこで、川柳を一つ作りました。

「夢追って　平凡に老い　庭弄《いじ》り」

そういえば、私の父方は祖父母の代まで九州の片田舎でお百姓をしていました。

ついまた話がそれましたが、ご同輩（七〇過ぎの、特に仕事人間の男性諸氏）に申し上げ

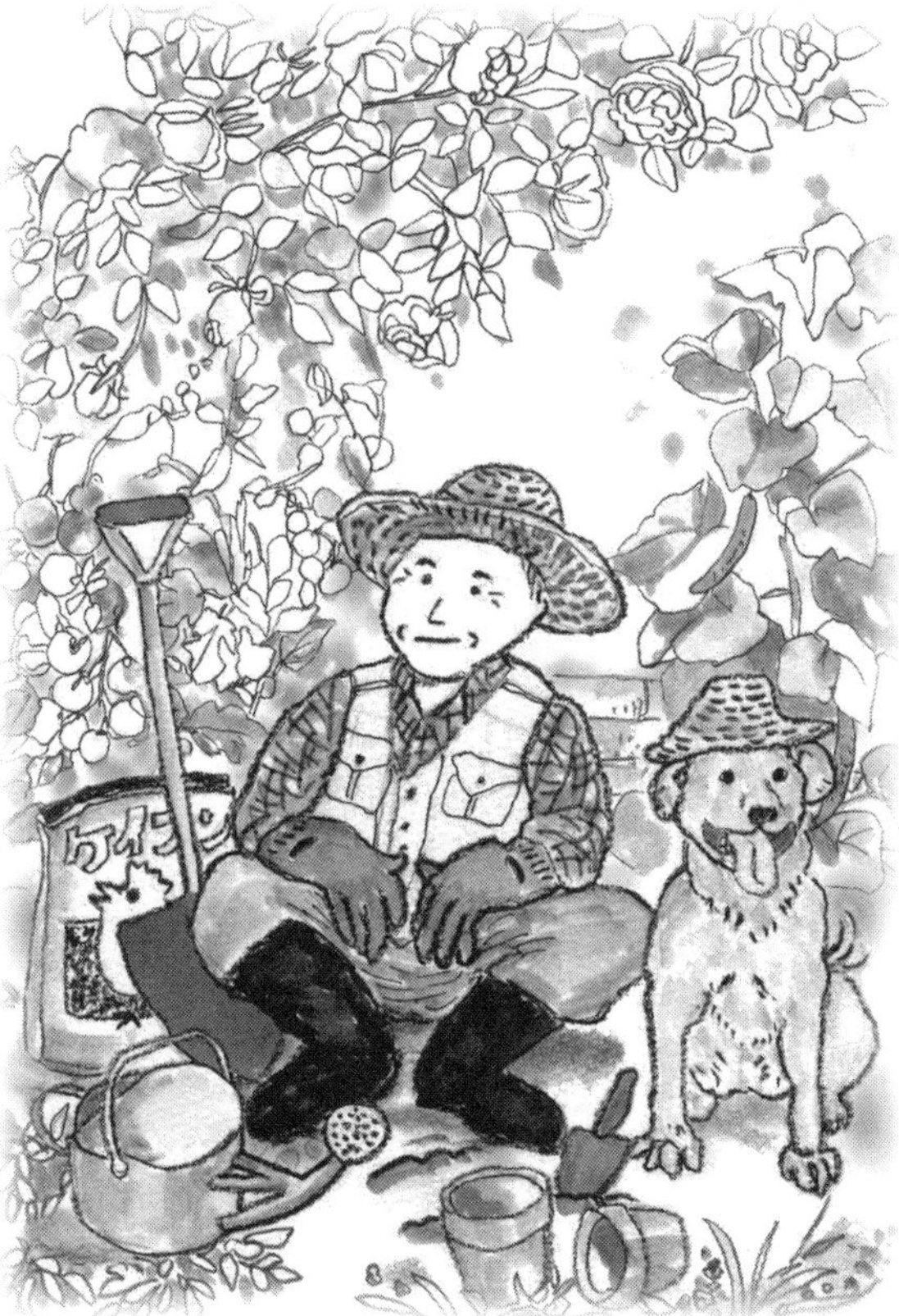

たいと思います。

「これをやりつつ年を取りたい」

そう思えるような趣味をぜひ獲得しようではありませんか（釈迦《しゃか》に説法でしたらゴメンナサイ）。

加齢に伴うあれこれ

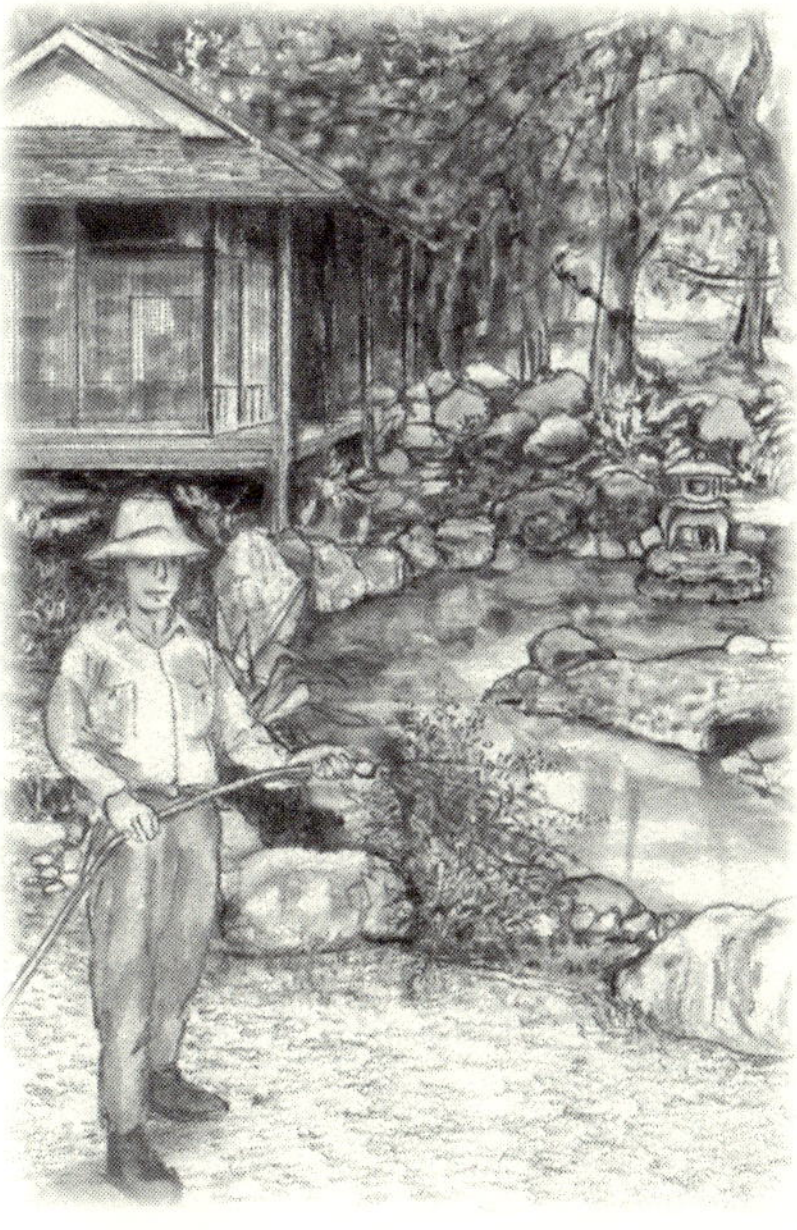

中性脂肪——高いとなぜよくないのか

先だって、

「最近、ホームドクターから『中性脂肪が高いから、ご飯を減らすように』と言われたんですが、どういうことですか」

という質問をある方から受けました。

それで思い出したことがあります。

二〇一四年に「大相撲人気が回復してきた」と言われるようになりました。相撲好きの当方としましては、大変嬉しいことです（横綱がどの国の出身でも関係ありません）。

お相撲さんは、ご飯をどんぶりで何杯もおかわりして体重増加に努めるそうですね。その結果、糖分過多で糖尿病になる力士も多いと言われます。昔の三根山《みつねやま》や隆乃里《たかのさと》の例がよく知られています。

ご飯（米）の主成分はデンプン、つまり炭水化物です。炭水化物は体内で分解されブドウ糖となります。ブドウ糖はエネルギー源ですが、人体はブドウ糖をその人固有の脂肪に変換してエネルギー源確保を図ります。これが中性脂肪（Triglyceride）です。

外から入ってくる脂肪分も、動物性か植物性かに拘わらず、小腸から吸収されるとそのまま血管の中へ流れ込みます。これも検査では中性脂肪として検出されます。脂肪分の摂取は控えているのに中性脂肪が高いと、ドクターからご飯だけでなくうどん、そば、パスタ、マカロニ、パンなどデンプン質一般、そして甘いもの（砂糖を多く含むもの）を減らせ、と言われることになります。

では、中性脂肪が高いとなぜいけないのでしょうか。理由は大きく分けて二つあります。第一に、血液をドロドロにして、血液の流れを悪くします。中性脂肪の正常値は一デシリットル当たり一五〇ミリグラムまでですが、五〇〇以上の人の血清（血液から血球成分を除いた後の液体）は、本来澄んでいるべきなのに、白く濁っています。恐ろしい眺めです。こうなると、血栓（血球の固まったもの）を作りやすくなり、脳梗塞（ストローク）や心筋梗塞（ハートアタック）などの血管障害の原因となります。

第二に、コレステロールを高める要素となります。コレステロールは、動脈の壁を硬くし、なおかつ詰まりやすくするため、血管障害を起こす最大の悪役として有名ですね（コレステロールには細胞の壁を構成するという大事な働きがあり、低すぎると感染症への抵抗力が弱まることが知られているのに、です）。

ここで、中性脂肪の代謝つまり、人体内での変化について考えてみたいと思います。

中性脂肪は筋肉や脳で燃やされエネルギー（熱量）を発生させます（一グラム当たり九カロリー）。多すぎると保存サイクルへ入ります。皮下組織や腸間膜に蓄積され、肥満の原因となります（お相撲さんの体形を思い出してください。太ったお相撲さんがアンコ型と呼ばれるのに対し、昔はソップ型と称される痩せた力士もいたんですがねえ。鳴門海《なるとうみ》とか明武谷《みょうぶだに》とか旭道山《きょくどうざん》とか。なつかしい！）。中性脂肪が多すぎるとまた、コレステロールを増やす結果となる理由も、主に二つあるようです。第一に、中性脂肪は分解して脂肪酸（Fatty Acids）とグリセロール（Glycerol）になりますが、脂肪酸がコレステロール生成の重要な材料となります。第二に、エネルギー源の問題があります。人体はエネルギー源としてブドウ糖をまず用いますが、次いで中性脂肪を消費します。中性脂肪が多いと、コレステロールはエネルギー源として使用される対象にならず、血流中に残ってしまいます（食べ物と運動によって中性脂肪の血中レベルはすぐ変化するのに、コレステロールがなかなか変動しない理由は、この辺にあります）。

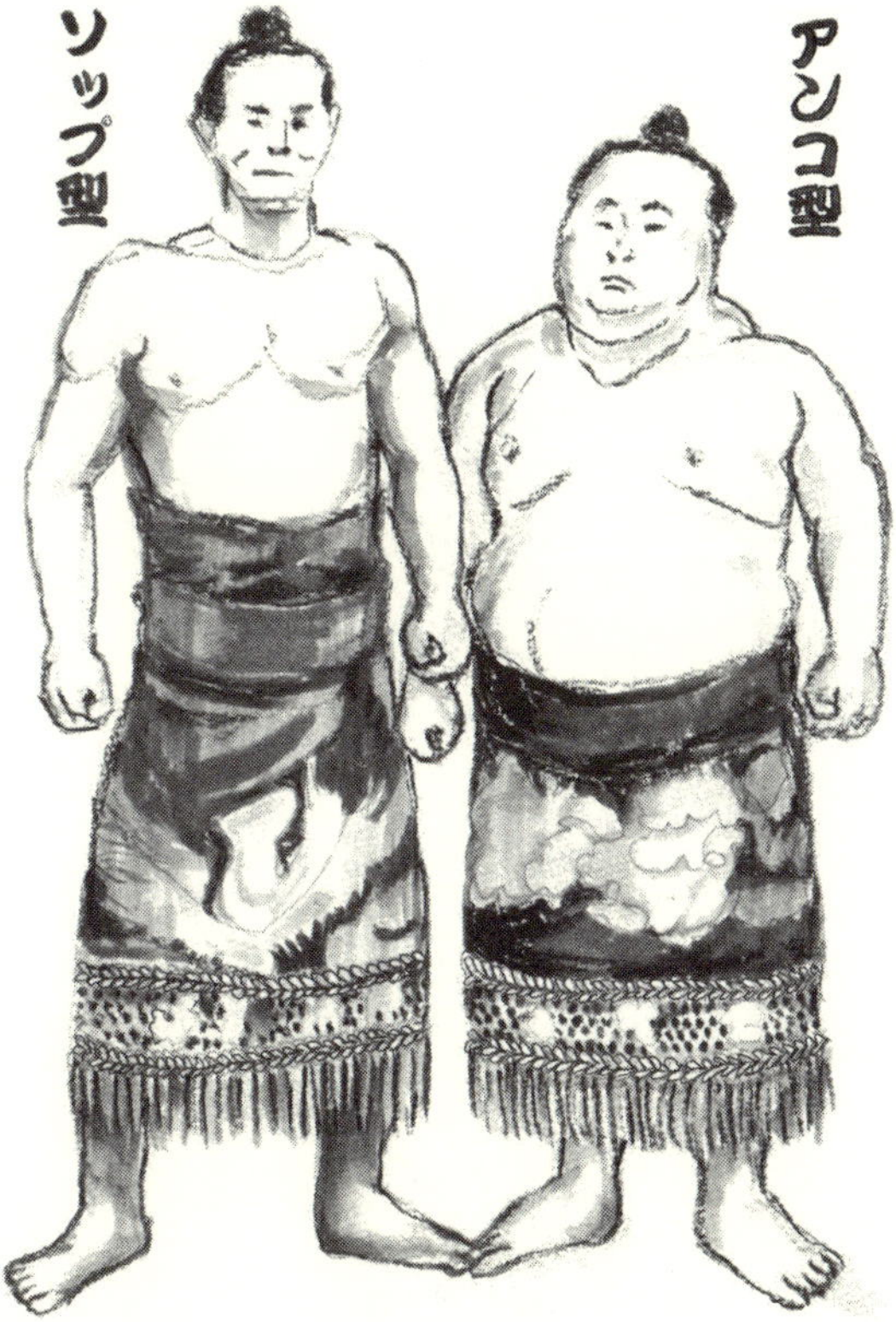
ソップ型
アンコ型

糖尿病で血管障害が起こりやすい理由もここ（ブドウ糖――中性脂肪――コレステロールという回路）にあります。つまり、糖尿病のため血糖値が高いと、糖は中性脂肪に形を変えて蓄積され、高コレステロール血症の原因となり、ついには血管障害を引き起こす、という風桶論《かぜおけろん》（風が吹くと桶屋が儲《もう》かる式の理論）が成り立ってしまうのです。

甲状腺機能低下症のため中性脂肪が高くなりがちの方もいます。これは、甲状腺の機能が低いため、身体全体の代謝が不活発となり、中性脂肪の消費が少なくなるためです。

糖尿病でなく、かといって甲状腺障害もなく、食べ物にも一生懸命気をつけているのに、どうしても中性脂肪が五〇〇以下にならない、という方がいます。これはもう体質としか説明のしようがありません（コレステロールについても、同じ問題を抱えた方がたくさんいらっしゃいます。特に女性に）。この体質や個人差は、まだ科学的に充分解明されていないようです。

科学的に解明されていないから放っておいてよい、ということにはなりません。やはり治療が必要です。

＊

高中性脂肪血症（高脂血症）の治療薬にナイアシン（Niacin）があります。これはビタミンB族の一つで、人体内で中性脂肪の燃焼を促します。副作用としてカッカッと身体が火照《ほて》る、皮膚が赤くなる、といったことがあります。少ない量を冷え性の治療に用いる方もあります。

ナイアシンの副作用対策としては、①微量からスタートし、徐々に各人の有効量に到達させる、②タイレノールやアスピリンなどの解熱剤を使う、③慣れるのを待つ（待つことはしんどくても危険を伴うことはありません）、といったことがあります。

ナイアシンという薬はありますが、中性脂肪治療の中心は何と言っても食べ物に気を付ける、つまり脂肪食や炭水化物・甘いものを控えること、と思います。いわゆる「口養生」です。

「口養生してるのに！」とおっしゃる方には、「そのおかげで今程度ですんでいるのです」と申し上げたいと思います（中性脂肪が三〇〇を超える人もあるのです）。太平洋戦争直後の日本では、高中性脂肪血症が問題となるなんてことはありませんでした。

中性脂肪を下げる三番目の手段は運動です。

私はオフィスへ見える患者さんによく、

「身体は足し算と引き算の答えです」

と申し上げます。食べ物でカロリーを加え、運動でエネルギーとして引き算する、というワケです。その答えは、体重に端的に現われます。

中性脂肪についても同じことが言えます。運動としては、軽く汗をかく程度の量を少なくとも週に二回行なうと効果が上がります。週に一回かそれ以下では効果イマイチで、しかも運動するたびに身体のアチコチが痛くなったりしがちです。

これを書いております今日は、二〇一四年のクリスマス・デーです。中性脂肪の高い方にはなかなかキビシイ季節であります。ふだんは低い方でも、つい高く出てしまうという季節でもあります。そういう方によくよく尋ねてみますと、

「実は、いただいたチョコレートの箱を検査前の一週間に一人で平らげてしまった」

「実は、検査の前の日がパーティだった」

などと告白なさったりします。

検査日前一週間くらいの食生活をテキメンに反映するのが、中性脂肪の一つの特徴でもあります。ホリデーシーズンに心筋梗塞（ハートアタック）や脳梗塞（ストローク）が増えるのは、高脂肪食・低気温・運動不足そしてストレスと四拍子揃《そろ》うからです。

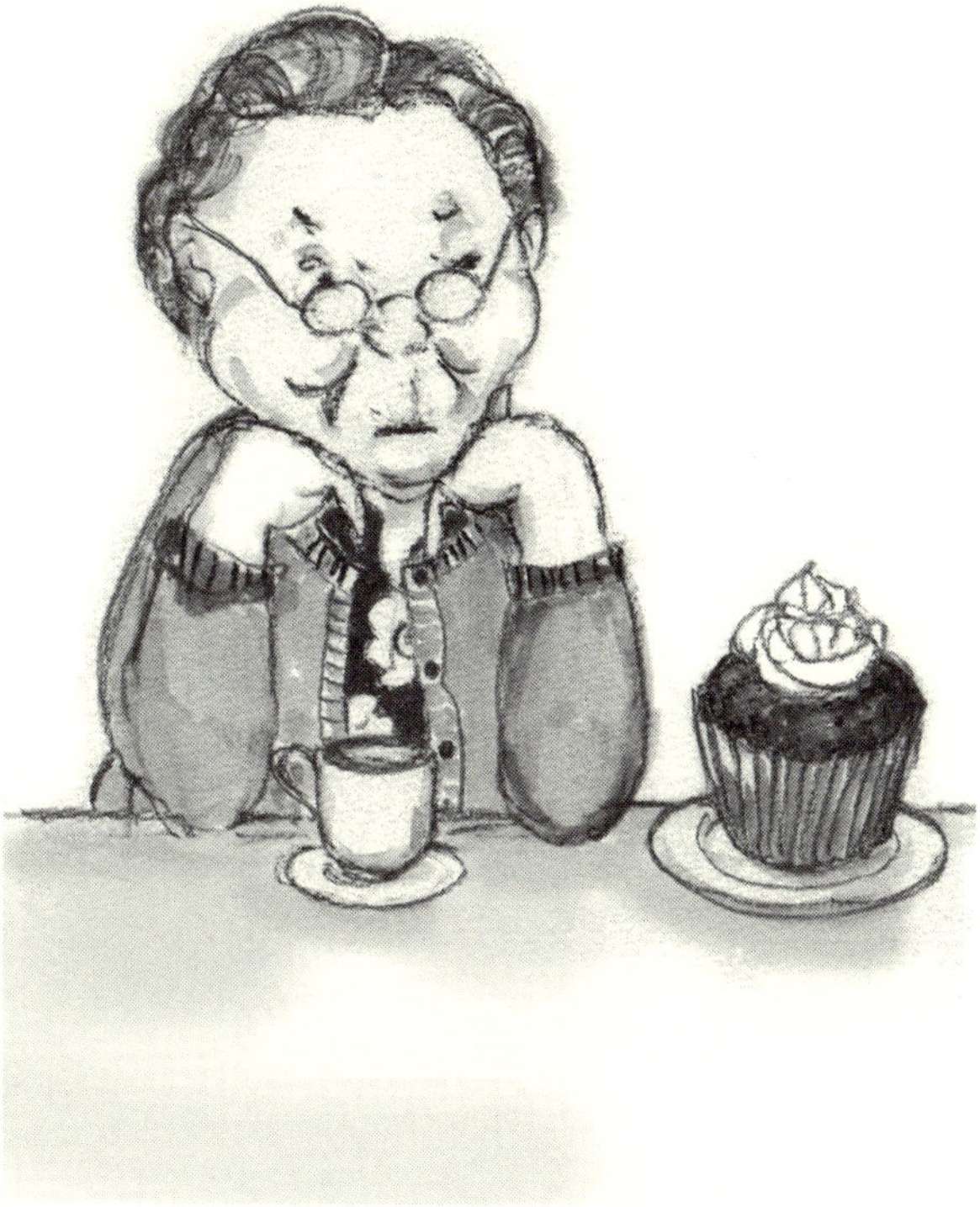

加齢臭《かれいしゅう》――ニオイの原因を探る

若かった頃、私は「年寄りは臭い」と人が言うのを聞いたことがあります。その時は「そんなものか」と聞き流しました。しかし、自分が年寄りになってから、そんな言い方に対し「そんなこたあないぞ」と反発心が芽生えました。

それはそうなのですが、「年寄りは臭くなりがち」と言われますと、これには「たしかに……」と賛成せざるを得ません。そこで、ニオイの問題について考えて見ました。何しろ、ニオイは人様とのお付きあい（人間関係）にも影響しかねませんから。

年を取るにつれ、下着を替えるとか風呂・シャワーを使うとかが億劫《おっくう》になりがちです。度が過ぎますと、悪いニオイの原因ともなります。

しかし、高齢の患者さんで、こんな方もあります。数年前、ピーナッツ・アレルギーのショック（アナフィラキシー）で突然奥様を亡くされました。その後、お子さん方のサポートがあって立ち直られ、一人暮らしを続けておられます。この方はいつも、アイロンの効いた洗い立てのシャツ・ズボンを身に着けて、サッパリした姿です。むろん変なニオイなどしません。かぐわしい香りです。私が、

「お洗濯はどなたがなさるのですか」

とぶしつけな質問を発しましたところ、

「もちろん自分でやりますよ」

と笑われました。家で洗濯をめったにやらぬ私は、見習わねば……と反省しました（もっとも、私は妻より長生きする予定ではありませんが）。

＊

下着や風呂は生活習慣の問題ですが、もう少し医学的に考察すると、ニオイの「元」は上のものと下のものに分かれます。

「上のもの」とは、つまり口臭です。

口臭の原因は多岐にわたります。虫歯が多かったり、歯槽膿漏《しそうのうろう》があったりすれば、口は臭くなります（急いで治療しましょう）。

舌には苔《こけ》、つまりカビが生えやすいですね。舌の表面が真っ白になります。いわゆる

「鵞口瘡《がこうそう》」またはカンジダ（Candidiasis）症です。ストレスまみれだったり、寝不足だったり、胃が悪かったり、要するに身体がバテて免疫抵抗力が低下しているとすぐできます。舌にカビが生えていると、そこに食べ物のカスが付着し、細菌（バイキン）の絶好の住み家となり、悪臭を放つようになります（カビそのものは無臭ですが）。

舌のカンジダ症は、朝晩歯を磨くとき舌の表面も歯ブラシで摩擦してやると予防できます。カビが生えてしまったら、カビを殺す薬物の溶液（Mycostatin Mouth Wash、別名Nystatin Oral Suspension）を歯ブラシにしみ込ませて舌を磨けば、比較的簡単に治ります。私もときどき、これのお世話になります（七〇過ぎて開業医を続けていると、まあ、そんな風です）。

胃が悪くても、口臭の原因となります。胃の働きが不活発なため、未消化の食べ物が胃に溜《た》まるから、と考えられます。これにＧＥＲＤ《ガード》が加わると、事態はいっそう深刻です。ガードとは、Gastro-esophageal Reflux Disorder（胃食道逆流症候群）の略で、胃の内容物が食道から咽頭《いんとう》（ノド元）まで上がってくるため、胸焼け・吐き気・ノドの痛み・セキなどを起こします。

これは、単に胃と食道の境い目にある括約筋がゆるむために生じる問題ですが、対策は意外なほど厄介です。最も多く使われるのは、プロトンポンプ抑制剤と呼ばれる薬で、パ

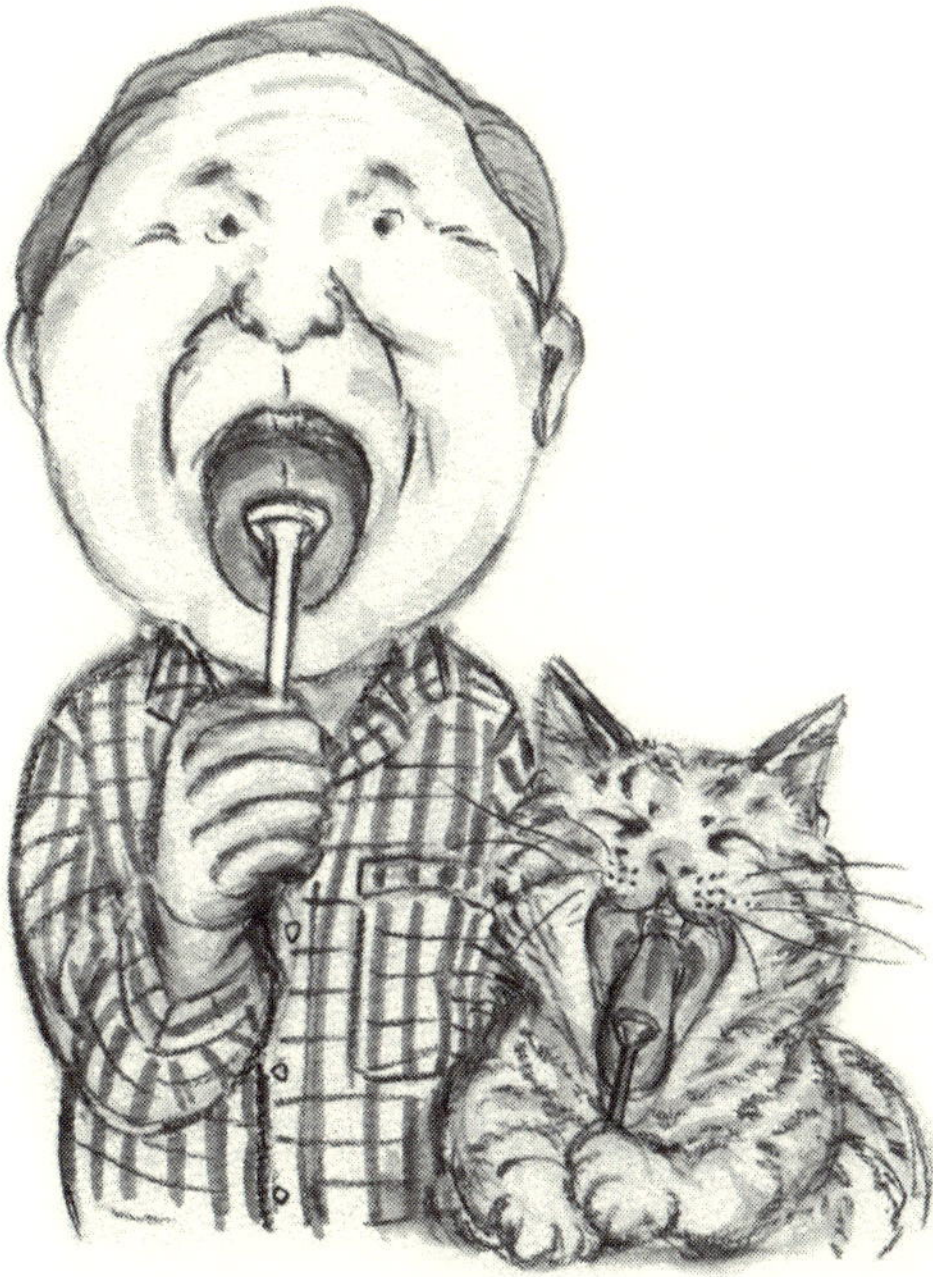

ントプラゾール（Protonix、日本未承認）とか、エソメプラゾール（Nexium、日本未承認）とか、オメプラゾール（Prilosec）とか、ランソプラゾール（Prevacid）とかがあります。これらは、要するに胃酸の分泌を抑えて食道やノドへの刺激をなくそうという対症療法です。長く使うと胃酸を抑え過ぎてカルシウムやマグネシウムなどの吸収が悪くなり、骨が弱くなるという副作用もあります（長く使うと心疾患が増加するという統計も最近発表されました）。食道や胃の蠕動《ぜんどう》（正常な動き）を促す薬もありますが、効果が必ずしも顕著ではなく、これにも副作用があります。

クスリの効果が不充分な場合、他の対策が必要となります。私の周りの胃腸科専門医三人の意見を総合すると、その内容は、①規則正しい時間に食事をする、②よく嚙《か》んで食べる、③間食はなるべく避ける、④刺激物・カフェイン・アルコールは控え目に、⑤夜八時以降は食べない（夕食後就寝までに二時間以上を置く）、⑥夕食時油っこいものは摂らない、などとなります。

また、胃食道境界部の括約筋を鍛えるため、腹筋運動をかなり徹底的にやることも効果があると私は考えています。

喫煙や深酒も口臭の原因となりますが、対策についてはご説明の必要がありませんね。

＊

さて、ここでニオイの問題は下方へ移動します。足の悪臭もありますが、これは若い人にもあります。七〇過ぎての「下方」問題は、これはもう「漏れ」に尽きます。

男性の場合、「小」の用足しをしている最中に「大」のほうが漏れる、などという事態も発生しかねません。これは尿道・肛門《こうもん》周囲の括約筋（骨盤底筋群）が加齢とともに弱くなるためです（女性の場合、座って用を足すそうですから、この点は問題ありません。女性は賢いです）。

七〇過ぎの男性で尿が近くなり「失敗」するもう一つの大きな原因は、前立腺肥大《ぜんりつせんひだい》です。これは五〇を過ぎるとどの男性にも出る問題ですが、その時期と進行度には個人差があります。女性にも膣《ちつ》への膀胱脱《ぼうこうだつ》・直腸脱などがあり、漏れの要因となります。これらは専門医の分野ですので、ここではくわしく述べません。

くわしく申し上げたいのは、ケーゲル（Kegel）運動（ケーゲル体操とも言う）のことです。小便・大便が漏れるか否かは、原因・要因が何であれ、それらが出ようとする圧力とそれを受ける（あるいは、抑える、と言ってもいいですね）筋肉との「力関係」で決まります。

太っている人は腹圧が強くかかるので不利ですが、これはすぐにはどうすることもできません。そこで、太った人も痩せた人も肛門・尿道・膣周囲の括約筋、いわゆる骨盤底筋群を鍛え直しましょう、というのがケーゲル運動です。

やり方は簡単です。出ているオシッコを途中で止めようとすると、お尻の奥の筋肉をキュッと締めつけなければなりませんが（オナラが出るのをガマンするときも同じ筋肉を使いますね）、あれです。あの動きを何回も繰り返すのがケーゲル運動です。

インターネットを見ますと、いろいろと高尚なやり方の説明が出てきます。そちらもご覧いただきたいですが、ここでは私の方法をご説明します。

私は、信号待ちの間、それから渋滞のため車が停止してしまったときにやります。少なくとも二〇回。

私が日本からロスアンゼルスへやって来たのは一九七一年です。以来、この地には電車・地下鉄などの交通機関が極度に未発達なため起こる車の渋滞に腹を立ててきました。赤信号二度待ちなんてことがあると、もうどうしようもなくアタマにきます。

「これは石油・自動車資本の陰謀だ」

と怒り続けてきました。が、わたしがいくら怒っても何の効果もありません。ゴマメど

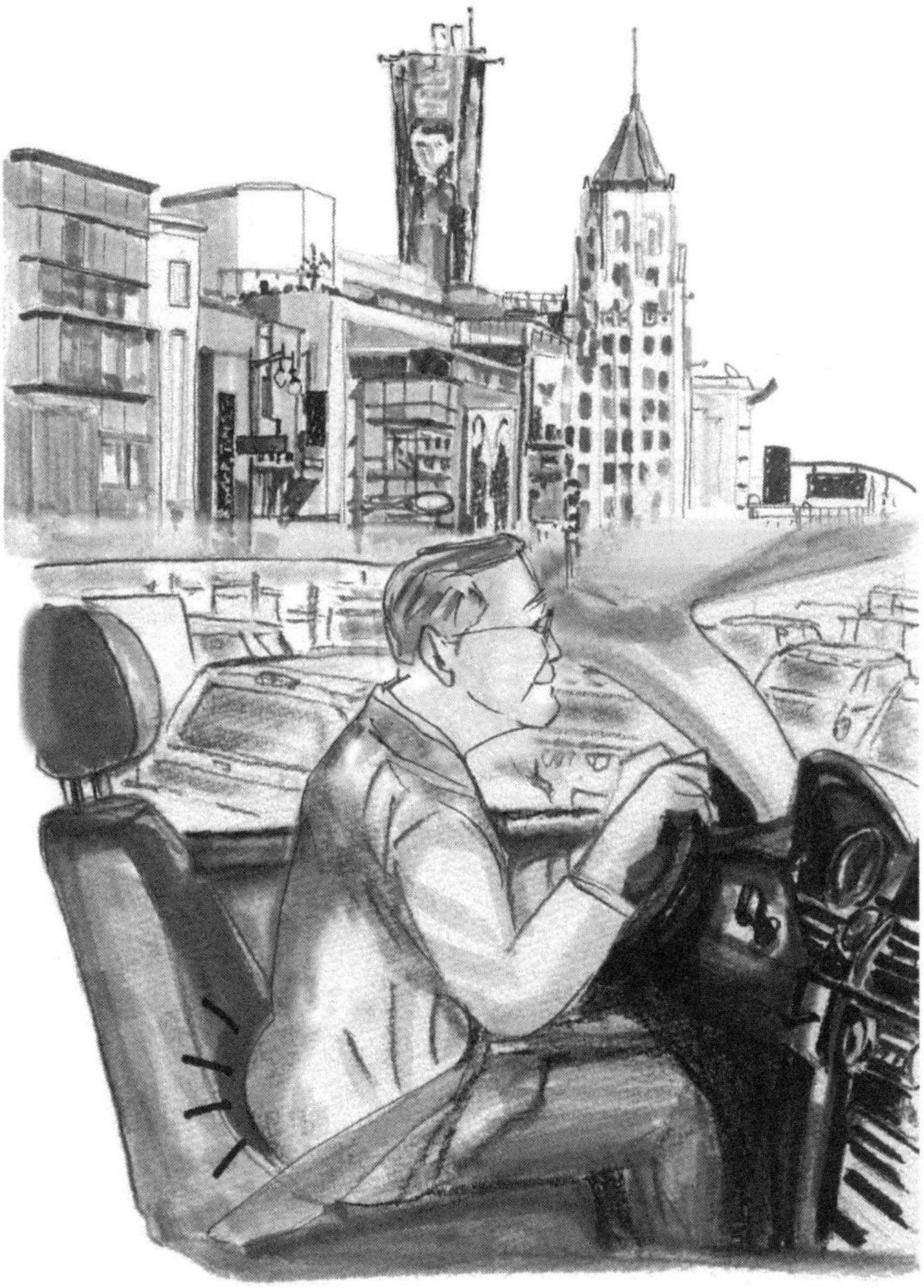

ころか、チリメンジャコの歯ぎしりでした。そこで、
「ただイライラするよりこれをやろう」
と始めたのが、ケーゲル運動です。転んでもタダでは起きない、という精神です（私は元来は、転ぶとすぐケガをするタイプですが）。皆さんも、信号待ちなどをチャンスにして実行してみてください。

洗濯を心がけ、腹筋運動とケーゲル運動をしっかりやって、香気あふれる後期高齢生活を送りたいものです（と私は自分に言い聞かせております）。

ゆびの関節炎――自分でできる対策

「あなたが嚙《か》んだ小指が痛い」

ご存知「小指の思い出」（伊東ゆかり歌、鈴木淳作曲、有馬三恵子作詞）の出だしです（この歌を懐かしむ人は歳がバレますね）。

「きのうの夜の小指が痛い」と続きますが、今、私の左小指第二関節（末節）が痛んでいます。昨晩誰かが噛んだワケではありません。噛まれた後一夜明けても痛いとなると、感染症（ホウカシキ炎）が疑われ、ゆゆしき事態です（人の口の中には細菌が多く、人の噛み傷は「犬の噛み傷よりずっと恐い」とされます）。

私の場合、慢性の変形性関節炎です。原因の一つは、年齢です。老化です。長いこと生きてりゃ誰だってどこかに関節炎くらいできるわい、という面があります。

もう一つの原因は「ムリ」です。はるかなる大昔（医学校時代）ボート部に属していました。あのスポーツでは、重いオールに指先を掛け、渾身《こんしん》の力で引っ張らねばなりません。真冬のトレーニングでも手袋をはめるなどもってのほかでした。最近は剣道です。剣道では、打つ瞬間に左手小指を締めます。これをせずには、剣道のすべての技《わざ》は成立しません。

才能がないのにしつこく剣道を続けたところ、右親指と右人差し指以外の全手指末節に変形が生じました。こぶみたいにふくらんでいます。昔のボートの影響もあるでしょう。どれも時折痛みます。今は左小指です。

関節炎は全身のどの関節にも発生し得るものです。原因は、加齢・酷使・リューマチ（自己免疫）・外傷・尿酸過多（痛風）など多岐にわたります。

治療法は、①クスリ（消炎剤）、②注射（ステロイド）、③物理療法（温冷・マッサージ・運動）、④そして最後に関節置換術などの手術、とこれまた多岐にわたります。

実は私には右膝の関節炎もあります。剣道の稽古の最後に先生へお辞儀する際、疲れた身体の重みを乗せて乱暴に右ヒザをドーンとついて座っておりましたら、腫れて痛くなり、水も溜《た》まりました。不注意でした。外傷性関節炎です。しかし、今回は話を指の関節炎に絞ります。

リューマチ様関節炎では、手指に発症するケースが多いようです。しかし今回はやはり、手を大いに使うお仕事の方に遅かれ早かれ出現する変形性関節炎に絞ってお話ししたいと思います。

症状は、痛みの他に腫れ・こわばり（特に起床時）・変形など。急性期にはズキンズキンと脈打つように痛み、局所に熱を持ちます。

治療法は前述の一般的療法となんら変わるところはありません。ただ私の場合、クスリ（消炎剤、つまり非ステロイド系抗炎症剤）はダメです。胃がおかしくなったり、下痢を起こしたりします。消炎剤を含んだ外用薬（ボルタレンゲルなど）もありますが、残念ながら著効ありとは言えません。

では私はどうしているか、それを申し上げたくてこの項を書くことを思いつきました。二つあります。

その一。毎朝顔を洗うとき、ヤケドしない程度に熱いお湯を使います。そのお湯の中でふくらんだ指の関節すべてをギュウギュウ押します。マッサージというより「強く揉《も》みしだく」という感じです。ちょっと痛いですが、快感と言えなくもありません。実施時間は、寝坊したかどうかにより一分だったり二分だったり、という程度です。

その二。外のトイレを使用した際、洗った手をペーパータオルではなく例のハンド・ドライヤーで乾かすようにしています。手がまだ濡れている間、ドライヤーから出てくる風は冷たく感じられます。いわゆる「蒸発熱」を奪われるからですね。しかし、いったん乾くと、風は熱く感じられます。感じられるだけでなく、実際熱くなります。そこで、一度止まったドライヤー（ロスアンゼルスでは、三〇秒くらいで自然に止まるようになっています）を再び起動させ、熱い風を当てながら腫れている指の関節を揉んだりしごいたりします。この治療費はタダです。実施時間は、二回目の風が止まるまでか、後ろに人が並ぶまで、としています。

この二つ、効きます。効く理由は、局所の血液循環が刺激され、炎症を起こす細胞や物

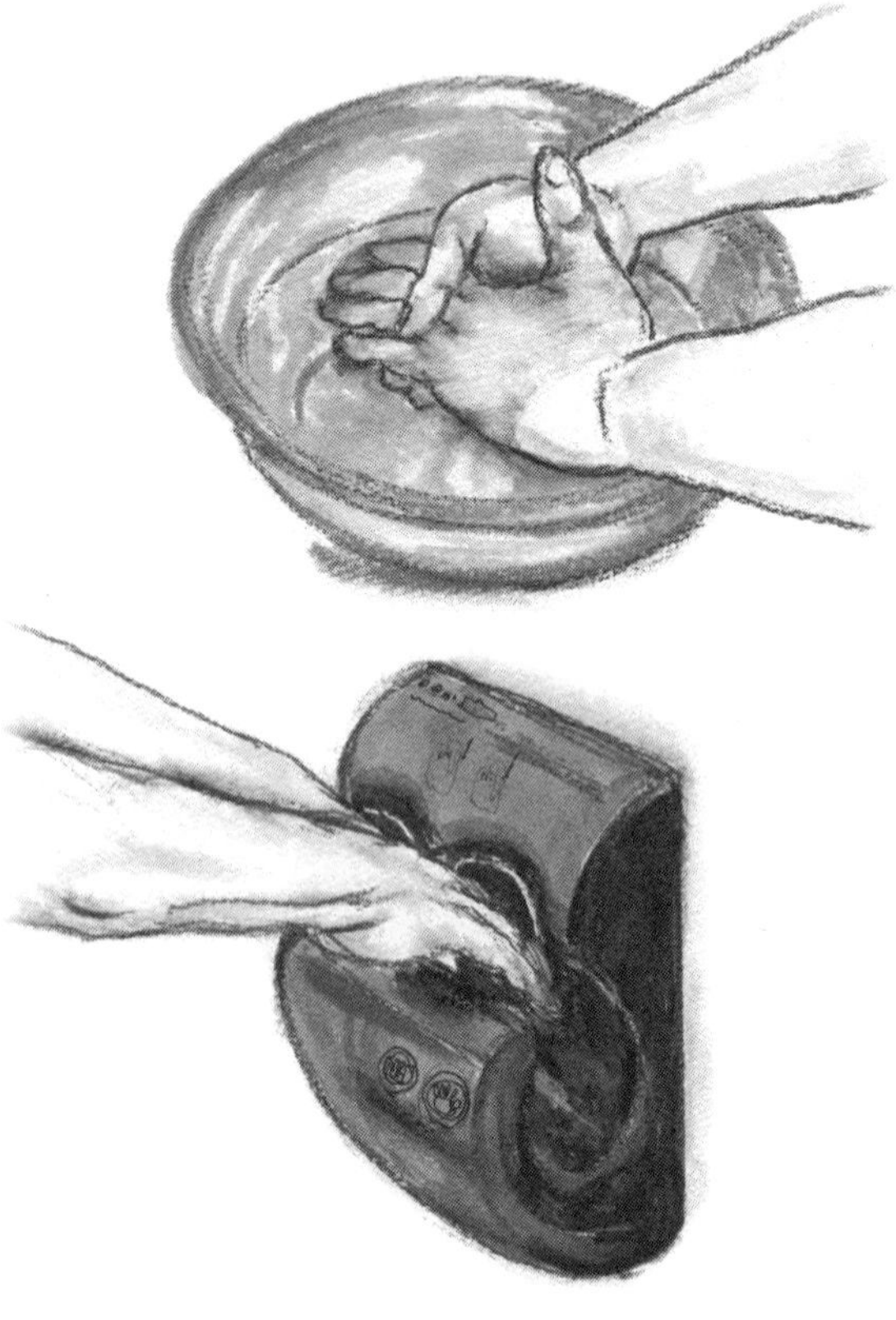

質（プロスタグランディンやサイトカインなど）が徐々に取り除かれるためと考えられます。炎症そのものを除去するという点で、これは単なる対症療法ではありません。私の左中指の末節は、水が溜まるくらい炎症が酷かったのですが、しつこくやった結果、痛みは消え、腫れもほとんど引きました。お試しください。

私の場合、この二つをたよりに、もうちょっと剣道を続けたいと希望しています。

めまい――「よろめき」の原因あれこれ

「よろめき」と言っても、渡辺淳一風の色っぽい話ではありません（私が書くものにそういうのを期待する方もないとは思いますが）。

めまいの話です。

重度障害のある義母が、二〇一五年六月九〇歳を迎えました。親戚を招いて卒寿のお祝いをわが家でやりました。その準備中のことです。

妻の命令でキッチンの高い食器棚から茶碗をいくつもおろしました。終わって身体の向きを変えた途端、フラッとしました。倒れかかって高さ三〇センチくらいの台の上で踏んばろうとしました。しかし愚かなことに室内用のサンダルを履いていたため、サンダルが台の端っこに引っかかり、ものの見事に倒れました。

倒れながら考えました。このまま倒れたら流し台の角で頭を打つ。わざと床に落ちたら、肘の骨を折るかも知れない、と。

そんなこと考える余裕があったなら、ちょっと飛んで両足で床に着地すりゃよかったじゃないか、ですって？　自分でもそう思います。でも、そこは運動神経のない悲しさ、できませんでした。

そこで、やむなく踏み台を少し蹴って、左胸で流しの角を受けました。踏み台の倒れる音と私の胸が流しにぶつかる音が重なり、隣室にテーブルクロスを取りにいっていた妻が飛んできました。

「あら、痛いの？」

妻が尋ねましたが、私は流しに頭を突っ込んだ姿勢のまま激痛のため息もつけず、返事ができませんでした。

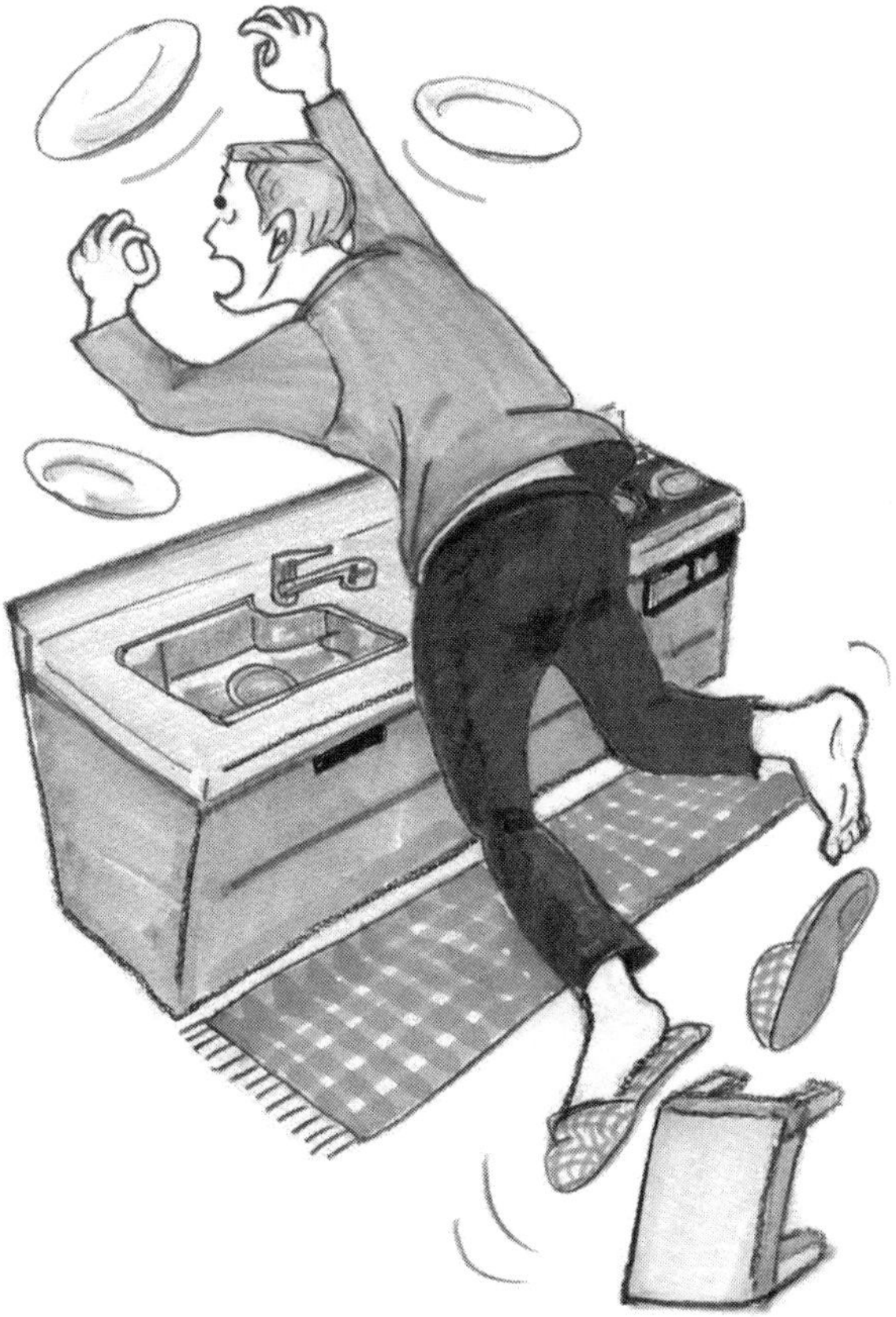

一分くらいでまた息ができるようになったので準備はそのまま続行、私は顔で笑って心で泣いて、やっとこさパーティを終えました。翌日は忙しかったのでそのまま仕事を済ませ、翌々日X線検査。左の肋骨《ろっこつ》が二本折れていました。

肋骨骨折の場合、上下の肋骨がスプリント（副木、そえぎ）の役目を果たしますから、骨折部分の固定操作は必要ありません。しかし、二本ともなると可動性が生じるためか、痛みは相当なもの。でも、これればかりは人に言ってもわかってもらえません。ひたすらガマン（剣道もお預け）。一か月もするうちに痛みが引き始め、寝返りを打っても目が覚めなくなりました。

振り向きざまにめまいがした原因は「年のせいだろう?」と言われそうですね。たしかに年齢は関係ありですが、前の晩は入院する患者さんがあって、あまり寝ていませんでした。当日は日曜回診も。疲れていました。

＊

ここで、めまいの原因について整理しておきたいと思います。

①頸動脈狭窄《けいどうみゃくきょうさく》、年齢に関係があります。首を通って脳へいく血管（頸動脈）の内壁に

コレステロールが沈着すると、血管の内腔《ないくう》は狭くなります。その結果、心臓から脳への酸素を含んだ血液が送られにくくなります。特に首を上下や左右に曲げた瞬間、めまいが生じやすくなります。

②血管迷走《めいそう》神経反射、これは若い人にもあります。便秘していきんだりすると、首を通る迷走神経が圧迫され、そのため心臓の鼓動が抑えられます。事後、急に立ち上がると脳へ充分酸素が送られず、めまいが生じます。気を失うこともあります。倒れると、トイレには固い器物が並んでいますから、この上なく危険です。

③低血圧と貧血、これも脳への酸素の分配が低下するためで、いわゆる「立ちくらみ」の原因となります。これらの問題のある人は、ベッドやイスから立ち上がるときは、物につかまりながらゆっくり動作する必要があります。

④ウイルス。カゼのウイルスが内耳に入り、バランス器官である三半規管《さんはんきかん》を侵すと、いわゆる内耳炎の状態となります。グルグル目が回り、吐き気を伴うことも。これは内服薬で治療可能です。通常二、三日、長くても一週間で症状は収まります。放置するとウイルスが三半規管から脳へ行く神経（前庭《ぜんてい》神経）に入り込み、長期化することもあります。

⑤グルグル目が回る状態が慢性化するなら、三半規管のご近所に神経膠腫《こうしゅ》（Acoustic

Neuroma）と呼ばれる腫れ物ができている疑いが生じます。これは手術だけが治療手段で、除去すれば慢性のめまいはなくなります。私の古くからの友人に、二〇年ほど前この手術を受け、今は元気で活躍している者がおります。

⑥脳腫瘍。これは頭痛、吐き気、二重視、歩行障害（真直ぐ歩けない）などの症状を伴いがちになります。

⑤と⑥の確定診断には、ＣＴスキャンが必要となります。

七〇過ぎてのめまいの原因で最も多いのは、何と言っても次のものと思います。

⑦中枢神経と筋力の不均衡（アンバランス）。私のよろめきの原因は、まさにこれだったと思います。

人間を含め、動物はみんな中枢神経の命令で筋肉を動かします（私の場合は、命令系統の中枢に妻がデーンと座っています）。中枢神経（小脳・脊髄）がちゃんと命令を発しても、それを受けた足腰の筋肉が昔より弱くなってくると、よろめきます。力をいれたつもりの筋肉が、充分力を発揮しないからです。そこで人はバランスを崩し「めまいがした」と感じます。

逆に、筋肉はまだしっかりしていても、中枢神経が衰えていることも、もちろんあります。すると、ちょっとした体勢の崩れなどを脳や脊髄がキャッチすることが後れ、命令を

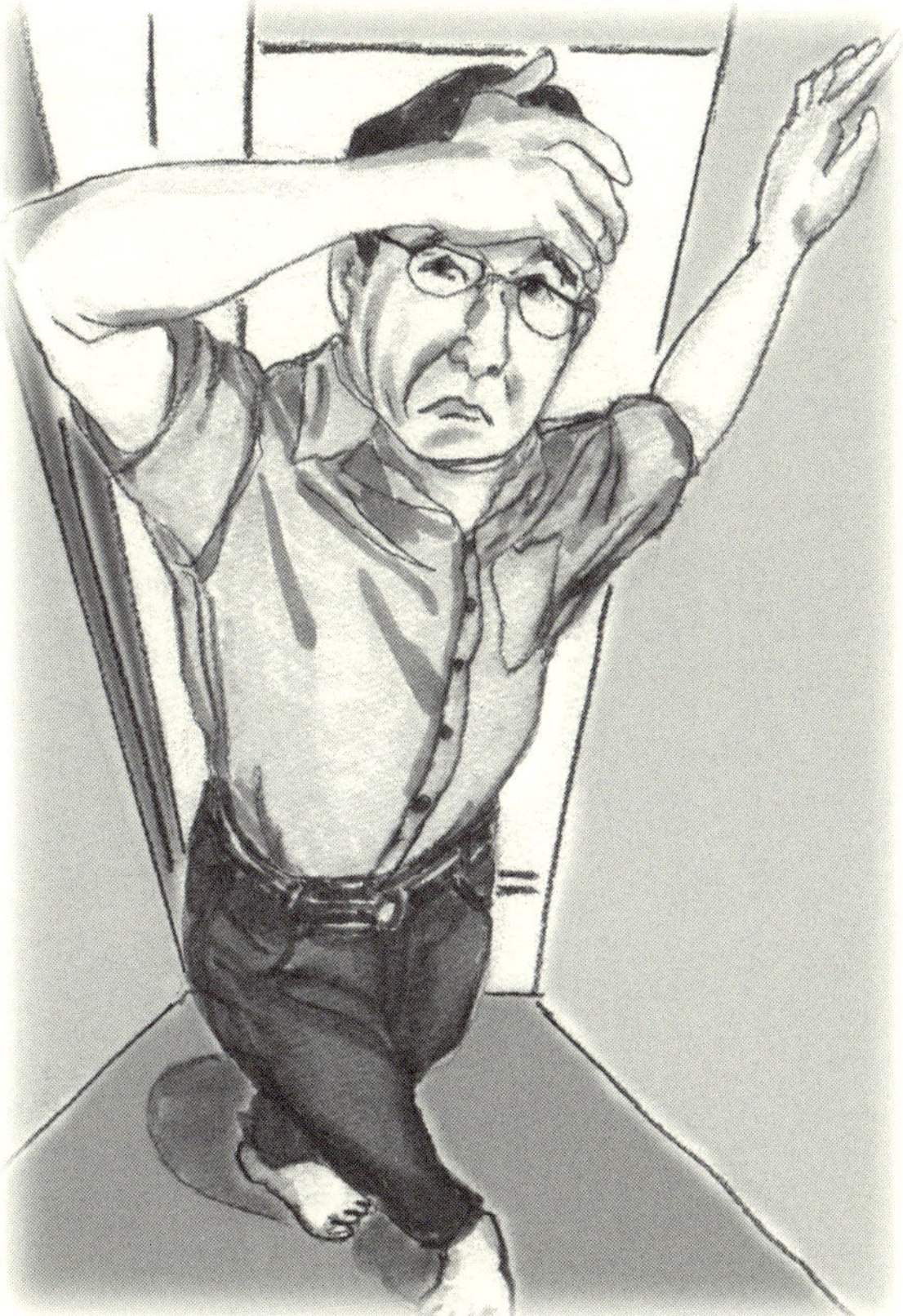

発することが後れ、筋肉が慌てて働いてもタタラを踏む、という次第となります。こんなときも人は「めまいがした」と感じます。

厄介なことに、年齢が進むと両方が弱くなり、転倒しやすくなります。

「そりゃまァ年のせいだから仕方ない」

と言ってしまえば、それでオシマイです。たしかにその通りです。そこんところをなんとかしたい、抵抗したいとお考えの方は、次をお読みください。

*

筋肉にも中枢神経にも取り立てて病変がなくても、七〇を越すとバランスを崩しやすくなり、するとめまいがしたと感じますし、転びやすくもなります。悲しいかな年のせいですが、そうした傾向をより悪くする影響因子があります。疲れ・寝不足・空腹（低血糖）・カゼや下痢による体調不良とそれに伴う血圧降下などです。

もう一つ、ビタミンD不足もあります。

昔「ノートルダムのせむし男」という映画がありました（ヴィクトル・ユーゴー原作、アンソニー・クィンとジーナ・ロロブリジーダ主演、ジャン・ドラノワ監督、一九五六年作品）。主人公は成長期にお日さまに当たらず（つまり、日陰育ちで）ビタミンD欠乏のためめくる病を罹患《りかん》、「せむし」となります。あの映画のおかげで、骨の成長と健康のためにビタミンDがどんなに大切かを世界中の人が知るようになったと思います。

しかし、ビタミンDが筋肉や神経の機能に重要な役目を果たし、身体の均衡（バランス）を保つ上で大切だと知られるようになったのは、むしろ近年になってからのことです。ビタミンD欠乏症と転倒との関係が発表されたのは、ほんの二年ほど前のことです。

つまり、ビタミンDが不足していると、筋肉の働きにも中枢神経の機能にも悪い影響があり、①バランスを崩す、②転倒する、③股関節などの骨を折る、④手術を受ける、⑤術後に肺炎や心筋梗塞を合併する、そして⑥死亡する、という物騒なコースを辿りがちなのです。

このビタミンD欠乏－転倒－骨折－死亡率増加というメディケア年齢高齢者（六五歳以上）の統計が発表されたのが、約二年前というわけです。

ところで、ビタミンDの血中レベルは簡単に調べられます。コレステロールや血糖値を測定するついでに、年二回くらいはホームドクターで調べてもらうことをお勧めします（特に、ビタミンD欠乏がいったん証明された方）。

私の場合、転んで以来、ビタミンD一〇〇〇単位の錠剤（処方箋不要）を毎日一錠服用するようにしています。そのおかげか、その後は転んでおりません。

二〇一五年六月に転んだ後、あんまり左胸が痛かったので私は、

「よろめき代　あばら二本は　チト痛い」

という川柳をひねり、「羅府新報」（ロスアンゼルスの日本語新聞）川柳欄に投句しました。残念ながらあまり良い点はいただけませんでした。川柳の先生は私よりずっとお若く、痛い目に遭うようなよろめきを体験なさったことがおありではないだろう、と駄句をお目にかけてしまったと知りつつ、ひそかに拝察申し上げたような次第です。

ギックリ腰――ヤレヤレ、治療の中心はガマン

空っぽになった一室だけの「わが家」を掃き終わり、私はホッとして戸口までノソノソと歩きました。そしてドアノブの下に置いてあったカギを拾い上げ、上半身を起こそうとしました。その瞬間、ギクッときました。

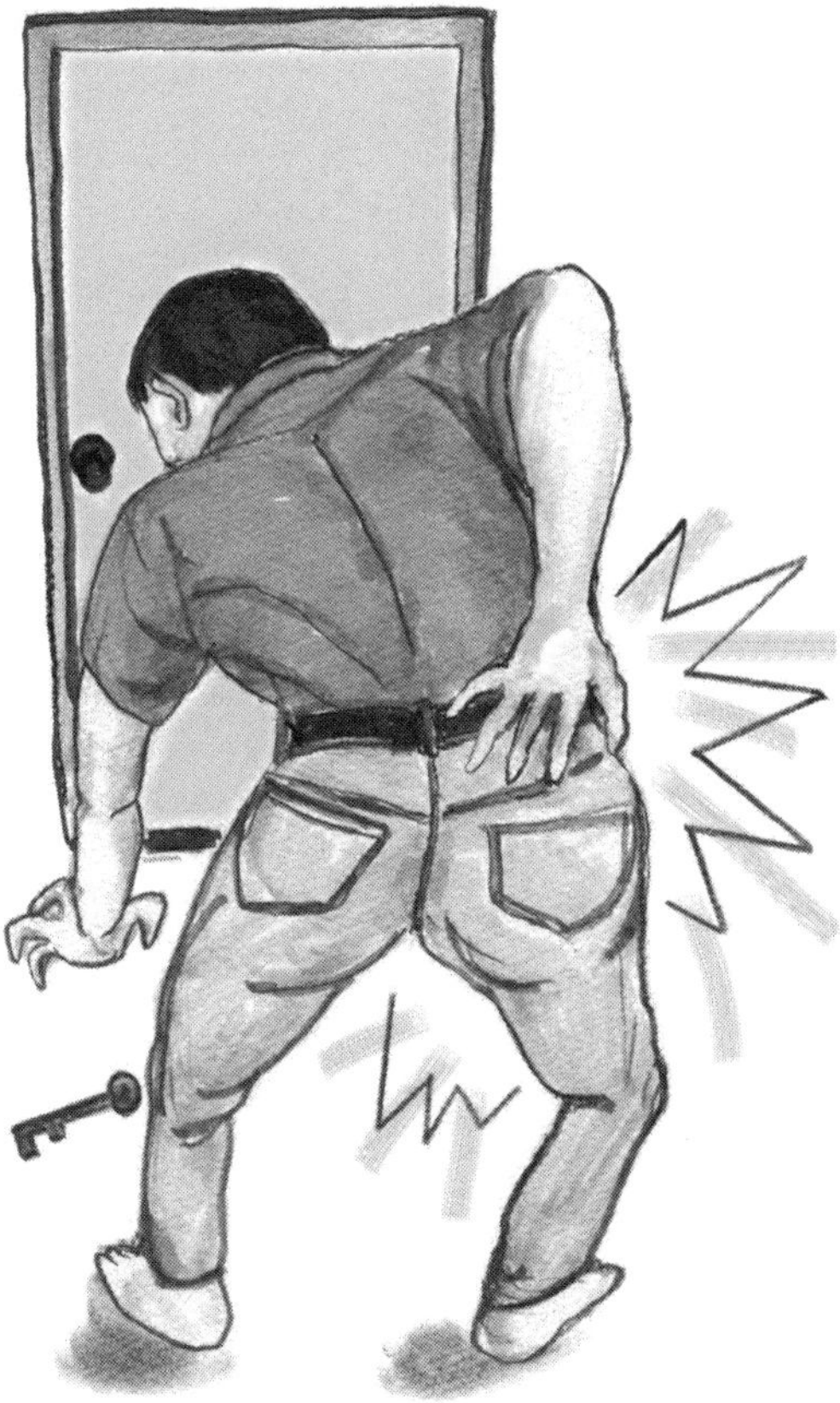

一九七一年一〇月半ば、私は三一歳になったばかり。渡米直前のあれこれで寝不足の身でした。アパートの部屋を家主に明け渡すため掃除した挙句、それは起こりました。ご存知、ギックリ腰です。腰をさすりさすりロスアンゼルスへとやって来ました。前途多難を暗示するに充分のスタートでした。

ギックリ腰に相当する診断名は英語の整形外科教科書には載っていません。最も近いのが、Myofascial lumbago（筋肉筋膜性腰痛）です。これは、筋肉が急激に収縮し、筋肉を包む筋膜との間にズレが生ずるため、と説明されています。この状態が腰椎を内側から支える大きな筋肉 ―― Psoas muscle（腰筋《ようきん》）に起こるのがギックリ腰と考えられます。そのため、ギックリきた腰を外から押しても、通常あまり圧痛は生じません。「腰筋」は腰椎《ようつい》の内側に位置しているからです。

ギックリ腰の原因は筋肉疲労。そして、急に姿勢を変えることです。引っ越し作業中やその直後によく起こります。しかし、引っ越しをしなくても、起きるときには起きます。また、重い物を持っている最中とも限りません。何も持っていなくても、疲れた腰を急に動かすと、途端にギクッとなってしまうわけです。身に覚えのある方はとても多いと思います。

発症初期には、歩行時に一歩足を前へ踏み出すたびに腰へ響き、息ができないほど痛みます（個人差はもちろんありますが）。症状の一つに前屈み（前傾姿勢）が辛い、ということがあります。朝ベッドから起き上がるのも大変ですが、顔を洗うのが並大抵ではありません。屈まずに洗うと、パジャマとかシャツの前がビシャビシャに濡《ぬ》れたりします。

治療の中心は、ガマン。これです。タイレノール（Tylenol 成分・アセトアミノフェン）などを二、三錠いっぺんに飲んで、時間の経過をひたすら待つしかありません。アドビル（Advil 成分・イブプロフェン）とかアリーブ（Aleve 成分・プロキセン）といった消炎剤系の鎮痛薬は要注意です。ギックリ腰に有効なほどの量を用いると、胃腸への副作用（胃痛や下痢）が起こりやすく、出血傾向の増大・血管系統への悪影響（高血圧、狭心症など）も心配しなければなりません。

ガマンへの手助け・援助としては、安静・保温・軽いマッサージなどがあります。症状が軽くなるにつれて手足の運動を行ない、腰へ負担をかけずに全身の血液循環を促すことも効果的です。昔ながらの腰巻（ブレースまたはコルセット）も試す価値はあります。少なくとも若干の安心感を動作時に与えてくれます。寝返りを打つ度に痛くて目が覚めるようでしたら、医師にコデイン入りの鎮痛薬（Vicodin や Norco など）を処方してもらう必要があるかも知れません。

さて、予後です。完治します。よく冗談で「ギックリ腰は治療して一週間、治療しないと七日間」なんて言われます。おおよそ一週間でウソのように痛みが去っていきます。無理して動き回ると、筋肉炎を併発して長引きます。骨粗鬆症《こつそしょうしょう》（Osteoporosis）がひどい人で痛みが長引くなら、腰椎の圧迫骨折を疑わねばならなくなります。そういう方（七〇過ぎに多い）は「クシャミしただけで背骨が折れる」と冗談のように言われます。が、これは冗談ではなく、私はそういう方を患者さんとして実際何人か拝見したことがあります。

最初から痛みが下肢へ響き、足部のシビレ感を伴うようでしたら、椎間板《ついかんばん》ヘルニア併発《へいはつ》の可能性大です。すぐに診察を受ける必要があります。

予防。これが一番大切ではないでしょうか。規則正しい生活と適度の運動。そして極度の疲労・ストレス・睡眠不足を避けること、などとなります。言うのは簡単だけどなあ……（これは独り言です）。そうそう、筋肉の急激な収縮・痙攣《けいれん》の原因としては疲労の他に、カルシウム・カリウム・マグネシウム・ビタミンDの不足が上げられます。ときどき調べることをお勧めします。

二〇一五年の八月末、六日間でロスアンゼルスからイエローストーンまで車で往復

（三二八四キロメートル、イエローストーン内外の行動距離を含めると四〇〇〇キロ近く）という強行軍をやりました。例によって休暇前はバタバタしまして、出発直前またギックリ腰となりました。六日間腰をさすっていました。六月に肋骨《ろっこつ》を折り、八月はギックリ腰。九月から敬老ホーム売却問題（「あとがき」参照）による頭痛と心痛。二〇一五年は私にとって「痛い年」でした。

笑いの効果——主役のエンドルフィンを登場させよう！

その昔、豪傑がカンラカラカラと笑って、

「心頭滅却《しんとうめっきゃく》すれば火もまた涼し」

と言ったとか……。火に焙《あぶ》られても涼しいかどうかは不明ですが、笑うことが痛みを和らげることは、リューマチ治療の研究で証明されています（二〇〇六年の医学誌「Rheumatology」より）。

その秘密は、笑いによって体内にエンドルフィン（Endorphin）というモルヒネ類似の物質がつくり出されることにあります。この辺のカラクリを簡単にご説明します。

ニューロペプチド（Neuropeptde）というものが近年盛んに研究されています。これはホルモン系タンパク質で、エンドルフィンもその一つです。ニューロペプチドはいろいろな神経の末端から分泌され、人体の生理現象をコントロールします。緊張すると交感神経から出てくるアドレナリン（エピネフリンEpinephrineとも呼ばれます）はよく知られていますが、あれもニューロペプチドの一種です。

ニューロペプチドも出過ぎると人体に害を及ぼします。アドレナリンが過剰だと夜眠れなくなったりします（どなたもご経験がおありと思います）。

出過ぎてまず困ることのないのがエンドルフィンです。運動の項で、運動効果としてエンドルフィンが筋肉から分泌されると書きましたが、正確には筋肉に入る神経の末端から分泌されます。

笑うとよい、と言っても、微笑むだけではダメです。ワッハッハッハッハと笑う動作が肝要です。この動作により、首を通って横隔膜を通過する迷走神経（Vagal nerve）が刺激されます。迷走神経は脳から心臓・胃腸系へ達しており、そこでエンドルフィンがつくり

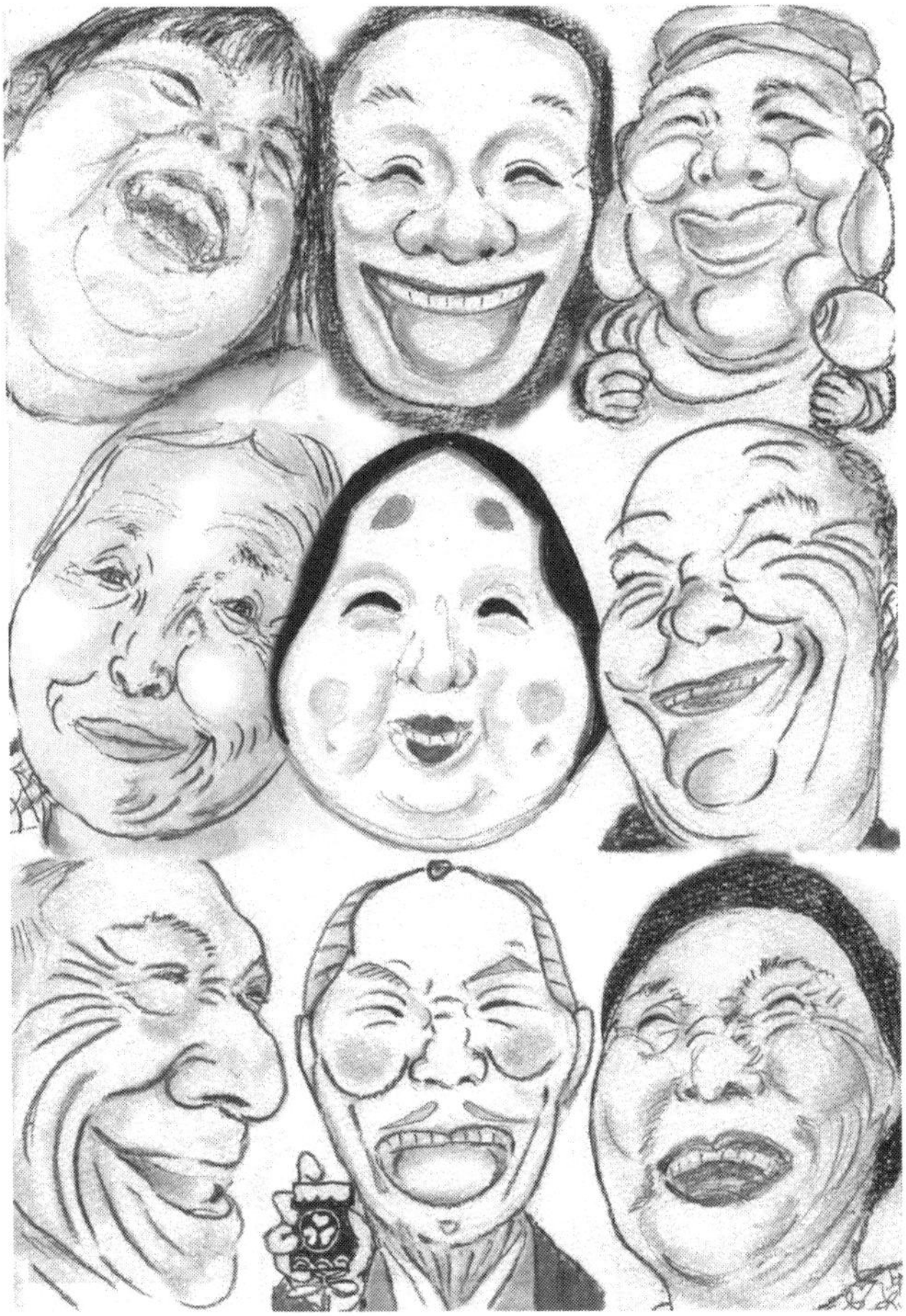

出されます。このエンドルフィンの直接効果で心臓の筋肉の動きは大きく強くゆるやかとなります。血流に入ったエンドルフィンは、身体のすみずみまで送られて痛覚神経を麻痺《まひ》させ、痛みを和らげます。エンドルフィンのモルヒネ効果とも言えます。

迷走神経の刺激によりエンドルフィンがつくり出される、というプロセスは、笑うことの専売特許ではありません。大声で泣いたり、怒鳴ったり、はたまたお題目を上げたりでも作動します。ポイントは「大声で」というところにあります。大声を出すことにより迷走神経が刺激され、エンドルフィン分泌に繋《つな》がります。

「今泣いたカラスがもう笑った」という表現があります。どっか痛いと赤ん坊は火が点いたように泣きます。あれは泣くことでエンドルフィン分泌を促進しているのですね。痛みが治まれば赤ん坊がニコニコするのは当然の帰結です。

大人の場合、気に入らないことがあると泣く代わりに怒鳴る人がいます。本人にはよくてもハタ迷惑ですから、お勧めできません。また、大声でお題目上げての宗教的恍惚《こうこつ》境も、エンドルフィン効果で説明できます。

＊

笑うことの効果は、鎮痛作用に留まりません。感染症や炎症性疾患やガンの治療にも役立つ、とのレポートが出始めています。

笑って分泌されたエンドルフィンは、血液中の免疫担当細胞の一つマクロファージを活性化させます。活性化された（つまり元気をもらった）マクロファージは、全身のリンパ系（リンパ節・脾臓《ひぞう》・血中のリンパ球など）に指令を与え、ＮＫ（Natural Killer）細胞という「殺し屋」の活性を高めます。

その結果、体外から侵入した異物（foreign body）としての細菌やウイルスをＮＫ細胞が元気にやっつけてくれることとなります。その元気の度合いが、笑わない状態より高いということなのです。例えばカゼを引いても、落語を聞いてゲラゲラ笑うと早く治る、ということになります。

炎症性疾患についてもう少し。前述のニューロペプチドは、関節炎などの炎症性疾患を悪化させるもの（悪玉）と改善させるもの（善玉）とに分かれます。動物実験のレベルでは、各種炎症性疾患（潰瘍性《かいようせい》大腸炎なんていうのもあります）を、善玉を与え悪玉を抑えることにより治療できるところまできています。善玉の主役がエンドルフィンです。エンドルフィンは物質として抽出《ちゅうしゅつ》可能で、それが動物実験で用いられています。

人間でも、大いに笑って血液中のエンドルフィン濃度を高めると、単に痛みを和らげるだけでなく、炎症そのものを抑制する効果が期待できます。

＊

笑うことによるガンへの効果についても少し述べます。

一九九〇年代前半から、心とガンの関係を示す論文が発表されるようになりました。一九九六年には、アメリカとイタリアの国立衛生研究所の共同研究が行なわれ、ストレスが乳ガンの発生率を高めるが、ヨガなどのリラクセーション・テクニックで乳ガンと白血病の予後が改善する、と発表。これはそうしたテクニックによりＮＫ細胞が活性化されるため、としました。

体外から侵入した異物《いぶつ》としての細菌やウイルスが、笑いで活性化された「殺し屋」ＮＫ細胞にやっつけられることは、先に触れました。

体内で発生した異物がガン細胞です。ガン細胞の膜には、各種のガンに特有の抗原《こうげん》（免疫性物質の一つで、ガン特異抗原《とくいこうげん》と呼ばれます）が存在します。これに人体の免疫系が反応することは、一九七四年に確立されています（Science Vol.186, P.454 by K.Irie, et al ―― これは私がUCLAでやった仕事で、昔の思い出です）。

笑うことによってつくり出されたエンドルフィンでNK細胞が活性化され、これがガン細胞をも攻撃します。したがって、朗らかでよく笑う人ほど、ガンの予後が良いことになります（ヨガの呼吸法でも、同様の効果が期待できます）。

では、笑っていればガンは治るでしょうか。そうとは言えないのが辛《つら》いところです。人体の免疫機構を刺激すると、「免疫学的促進現象」というものが起こることがあります。詳細の説明は控えますが、免疫反応の一環としてガン細胞を保護する抗体（タンパク質の一種）や免疫細胞がつくられ、これがガン細胞を包んでNK細胞の攻撃から守り、その成長をかえって促進してしまうことがあるからです。ガンのワクチン療法が確立されない理由は、まさにここにあります。

しかし、次のことは言えます。

人の身体は毎日数千個のガン細胞を発生させていますが、免疫反応によって固形ガンになるのを防止しています。ストレスや過労で免疫力が低下すると、固形ガンとして定着してしまいます。この段階では笑うことが役に立ちます。笑うことで、NK細胞が生まれたばかりのガン細胞を駆除するからです。

つまり、笑うことは、ガンの予防になります。同じ理由で、ガンの転移の防止にも役立つと考えられます。

このあたりのことを私の友人が主催するパサデナ・セミナー会という会合でお話したことがあります。「迷走神経が刺激されるので、わざと笑っても自然な笑いと同じくらい効果がある」と言いたかったので、会の前の晩にわが家のトイレで豪傑笑いの練習をしました。すると、妻が顔を出して言いました。

「ちょっとちょっと、気でも狂ったの?」

妻を心配させるのもよくないと思いましたから、今度は声を出さずに豪傑笑いをしてみました。これでも、講演前夜のストレス・緊張感がグッと緩和されるのを実感しました。妻も、もう飛んで来ませんでした。

＊

そういうワケで笑うことの効果は、

①痛みを和らげる

②炎症を抑える

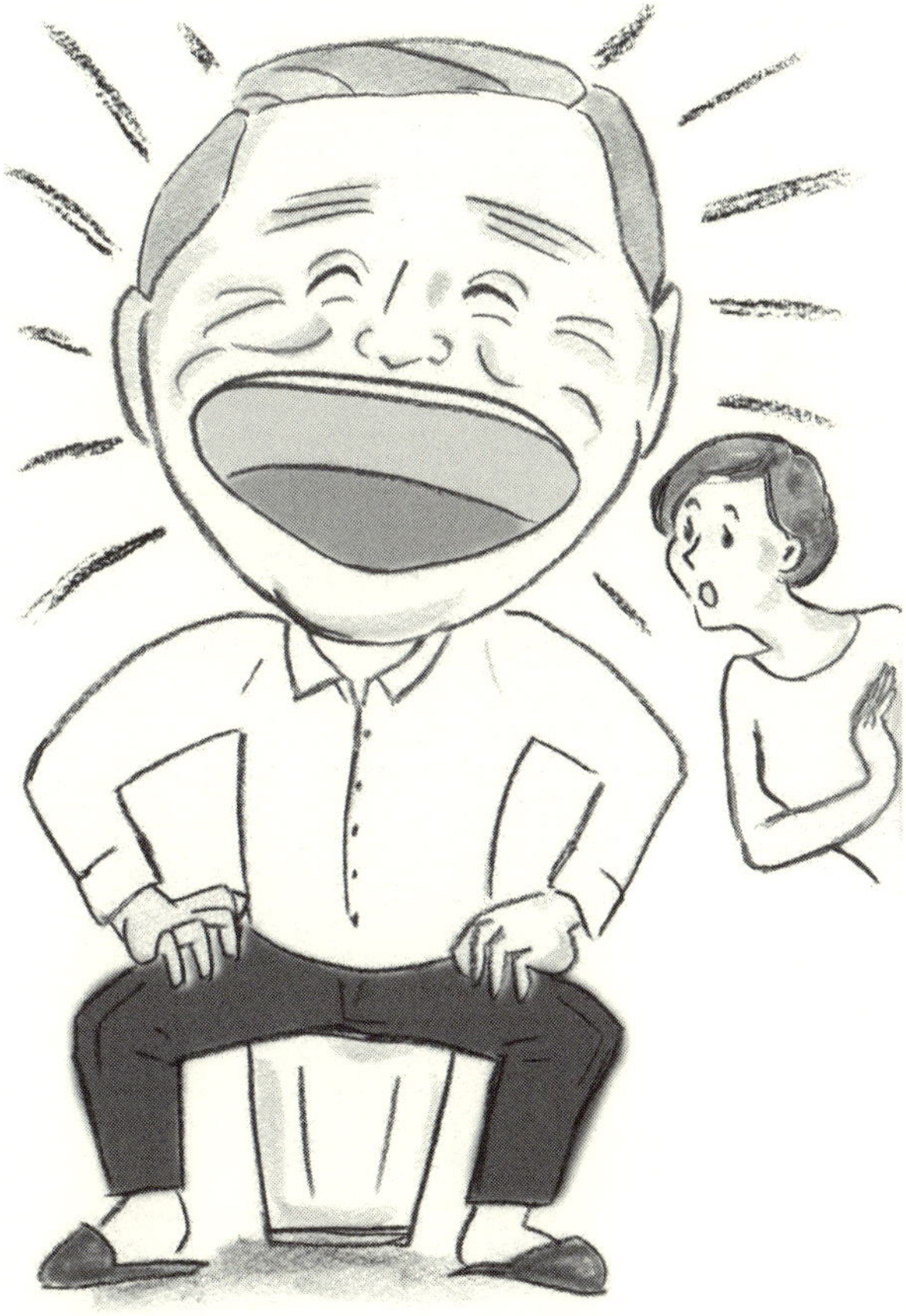

③感染症の治癒を促す
④ガンの予防（そして転移の抑制）
⑤緊張の緩和
と整理できます。個人的経験としては、何か気になって眠れないときや、腹が立ってイライラを鎮めたいときにも役立ちます。そうそう、ウソ笑いでも効果があることも、付け加えておきます。

痔《じ》（肛門《こうもん》部にできた静脈瘤《じょうみゃくりゅう》）は切《せつ》ない！

どなたにも幼い頃のつらい思い出ってあるのではないでしょうか。私にもあります。その一つを今回は申し上げたいと思います。

五歳から八歳まで、戦災で焼け出された人々のための「簡易住宅」に住んでいました。一九四〇年代後半、東京池袋での話です。難民キャンプか震災後の仮設住宅を想像してください。汲取《くみと》り式の便所が各戸に付いていましたが、トイレットペーパーはありませんでした。当時、トイレットペーパーなど日本中どこを探してもなかったのではないでしょうか。わが家にはチリ紙もなかったので、四角く切った新聞紙を揉《も》んで使っていました。

ほとんどサツマイモばかりの食生活で、それも食べられない日もありました。私は栄養失調で学校を長期欠席しました。その頃、食べる量が少なかったせいでしょうか、便秘気味となりました。ウンウンうなって排便していたのでしょう、とうとう痔を患いました。子どもにも痔はあるのです。

痔のある子どもの肛門を固い新聞紙で拭いたのですからたまりません。痔は悪化しました。その頃は痔のなんたるかを尻……イヤ知りません。ただもう、①排便に伴い肛門部が突出する（脱肛）、②痛い、③拭くと血が出たりする、④排便後もウンチが出きっていない感じで気持ちが悪い、⑤歩くともっと痛い、などの症状に悩みました。

食うや食わずの時代で、親は血眼《ちまなこ》になってイモの買い出しなどに出かけていました。

「お尻が気持ち悪いんだけど……」

と親に訴えたかどうか……。訴えても、

「なんば言うちょるとか、そげんこつガマンせじゃ」

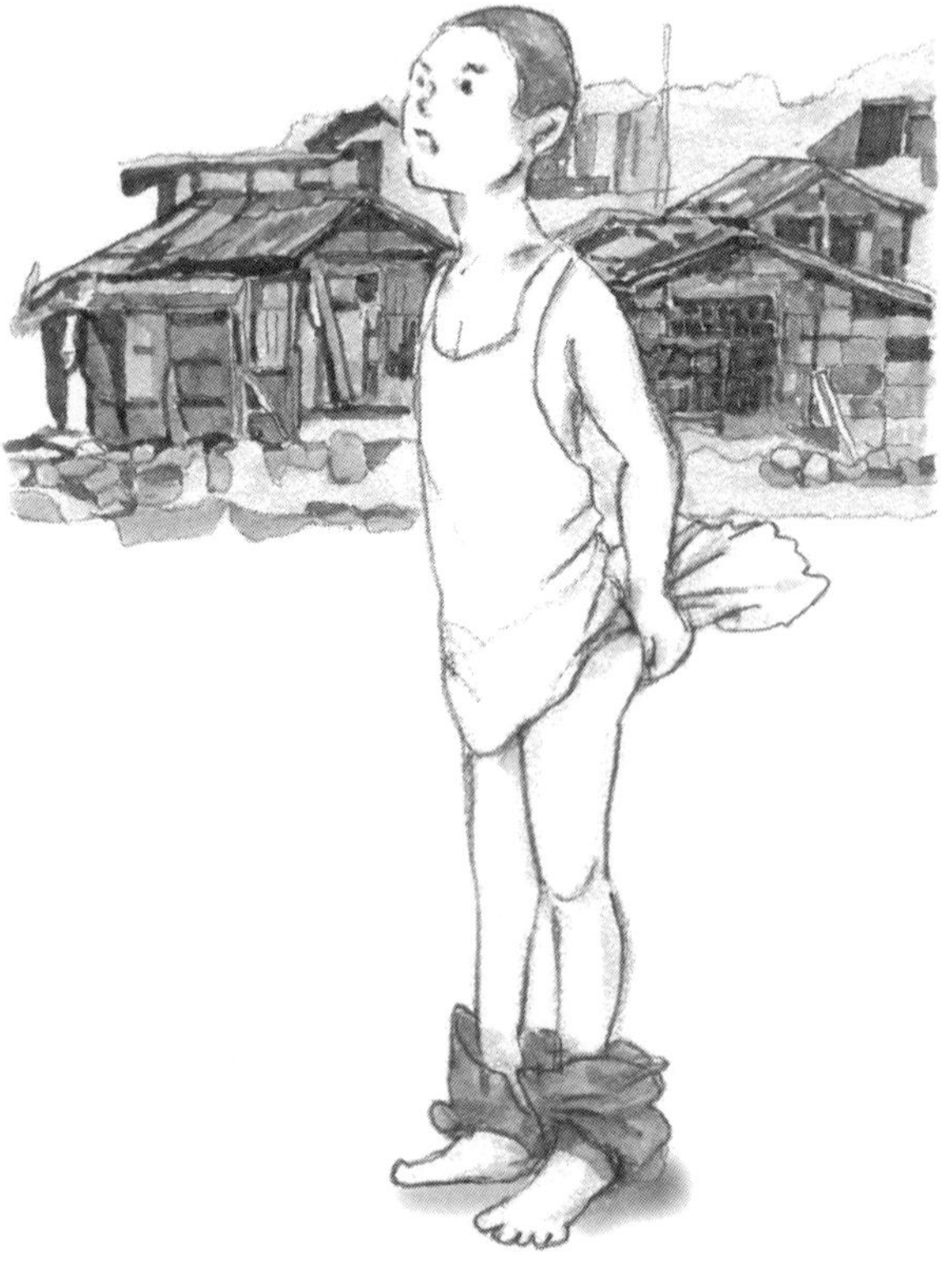

と福岡弁で一蹴され、相手にしてもらえなかったのだと思います。

つらい二、三年の間に、お風呂に入ると気持ちよいことを知りました。排便後に立ったままの姿勢でウンといきみ、下から紙を当てがって押してやると、突出部（脱肛《だっこう》）がスッと中に入って楽になることも学びました。「いきむ」ことをしないでお尻をすぼめると、肛門括約筋が締まって、かえって引っ込みにくく、痛いのです。いきむと括約筋がゆるんで入りやすくなるワケですが、むろん、当時はそんなメカニズムはわかりませんでした。

そうこうするうちに世の中にトイレットペーパーが出回るようになり、いつしか人に説明しにくいこの悩みは徐々にですが解消しました。他の兄弟にはこんな悩みはなかったそうですから、私の新聞紙の「揉み方」が足りなかったのかも知れません。

＊

ここで、痔そのものについて少し解説します。まず、痔とはなんぞや……から。

痔とは、肛門周辺の皮下または粘膜下に発生する静脈瘤です。七〇過ぎの人には、膝から下に静脈の塊《かたまり》が青黒く浮き出た方が多いですが、あれが静脈瘤です。

静脈瘤が肛門の外側、つまり皮膚側に生じると外痔《がいじ》と呼ばれます。肛門の内側、つまり粘膜側に生じると内痔《ないじ》です。外痔は痛みを伴いやすく、内痔は出血しやすいのが特徴です。内痔が腹圧で外へ突出した状態が脱肛です。内痔は痛まないのが普通ですが、脱肛状態の内痔は、周囲の括約筋で締めつけられるため痛みます。外見的には、紫色のカリフラワー状を呈します。

痔の原因は肛門周辺に強い圧力が長い時間にわたって繰り返し加わることです。慢性的な便秘が、典型的な原因です。妊娠、そして分娩、車や航空機による長い旅行も原因となります。七〇を過ぎて胃下垂・腸下垂が進行して肛門周囲を圧迫すれば、これも原因となります。

症状は、すでに触れた痛み、不快感（かゆみ）、出血、などです。排便時に痛みを伴うと排便しにくく、便秘が悪化します。便秘が進行すると、痔も悪化するという悪循環に陥ります。

外痔に血栓《けっせん》（血の凝固物《ぎょうこぶつ》、つまりカタマリ）が生じると、猛烈に痛みます。すでに述べたように、痔は肛門部にできる静脈瘤です。静脈瘤の内部には静脈血が流れにくい状態で存在しており、「血のカタマリ」がすこぶるできやすいのです。いったんできると、その痛みは激しく、大の男が泣きの涙でオフィス（診療室）へやって来ます。

外痔に血栓をこしらえて泣きの涙でやって来た人の治療は、実は簡単です。診察台の上でサッと局部を消毒し、紫色に腫れた部分の皮膚をメスの先端でスッと切開すると、皮下の血栓（血のカタマリ）がピョコッと飛び出し、激痛はウソのように取れます。泣きの涙だった大の男が、ニコニコ顔で帰途に着く次第となります。

「血栓性外痔核」の治療法の説明が先行してしまいましたが、ここで痔の治療一般について述べます。

①座薬《ざやく》とクリーム。これは局所の血液循環を促し、炎症を抑えて腫れを引かせるためです。内痔には座薬、外痔にはクリーム状の製剤が用いられます。肛門の皮膚と粘膜の境界は歯状線《しじょうせん》と呼ばれますが、この歯状線の皮膚側に生じた痔（分類としては外痔）には両方が使われます。

②痛み始め、つまり炎症を伴う急性期には局所を冷やすことで効果がありますが、痔という肛門部の静脈瘤の治療には、基本的に温めることが肝要です。温めることにより、静脈瘤に溜《た》まった血液の還流を促し、腫れを引かせます。これには、座浴《ざよく》が良い方法です。「座薬より座浴」などという言い方もあるくらいです。日本では腰湯《こしゆ》とも言います。お風呂で腰の辺りまで熱めのお湯につかります。これを五分間、一日に少なくとも朝夕二回。

腫れがひどければ三回、四回と行ないます。とても気持ちがよいことを請けあいます。座浴用には、トイレの便器に据えて用いるSitz-bath（座浴槽）という名の用具が薬局で売っていることも付記しておきます（これですと、お湯の量が少なくてすみます）。

③便秘のある方の場合、軟下剤を使用して便を柔らかく保つことも、治療の大事な一部分です。小麦の皮を粉にしたメタミューシル（Metamucil）などは化学薬品ではなく無難で、よく使われています。水分を充分に摂取し、野菜・果物といった繊維の多い食品を摂ることも大切です。

④鎮痛剤。痛くて眠れないほどであれば、痛み止めを使わざるを得ません。ただし、注意が必要です。コデインが入っている鎮痛剤（Vicodin や Norco など）、それに麻薬系統の薬は便秘を起こしがちです。これらを用いる場合、徹底した便秘対策が必要となります。また、消炎剤系統の鎮痛剤、つまりアスピリン・アドビル（Advil 成分・イブプロフェン）・アリーブ（Aleve 成分・プロキセン）などを使うと、炎症を抑える効果が期待できる代わりに、出血傾向が増しますし、胃や腸への副作用（胃痛や下痢）も心配せねばなりません。

タイレノール（Tylenol 成分・アセトアミノフェン）は無難ですが、アルコールと同時に服用すると肝臓障害起こすので、要注意です。

⑤手術。内痔は肛門近くの直腸粘膜が腫れて突出した形ですが、二、三個までなら「輪ゴム療法」が有効です。突出した部分の根っこを輪ゴムでパチンと締め付けると、痔へ動脈血が通わなくなる結果、一週間くらいでポロリと落ち、便といっしょに出てしまいます。内痔には痛覚神経がきていないので痛みを伴わず、この療法のための器具も開発されていますから、ご心配なく。外痔は皮膚の側に痛覚神経がきているため、輪ゴム療法の対象にはなりません。

内痔にせよ外痔にせよ、慢性化すると繊維化が起こって固くなり、手術による切除が必要となります。手術は腰椎麻酔か全身麻酔の下に行なわれますが、短時間で終わるので、通常、日帰り。術後の痛みが強くても、一泊以上の入院を必要としないのが普通です。

＊

はじめに、お尻を新聞紙で拭いたため私の痔は悪くなった、と書きました。今の世の中、トイレットペーパーが出回っているばかりかウオッシュレットなどもあって、私は幸せです。しかし、戦争のために私と同じ経験をしている子どもが、現在の世界にも必ずいると思うと、いたたまれない気持ちになります。

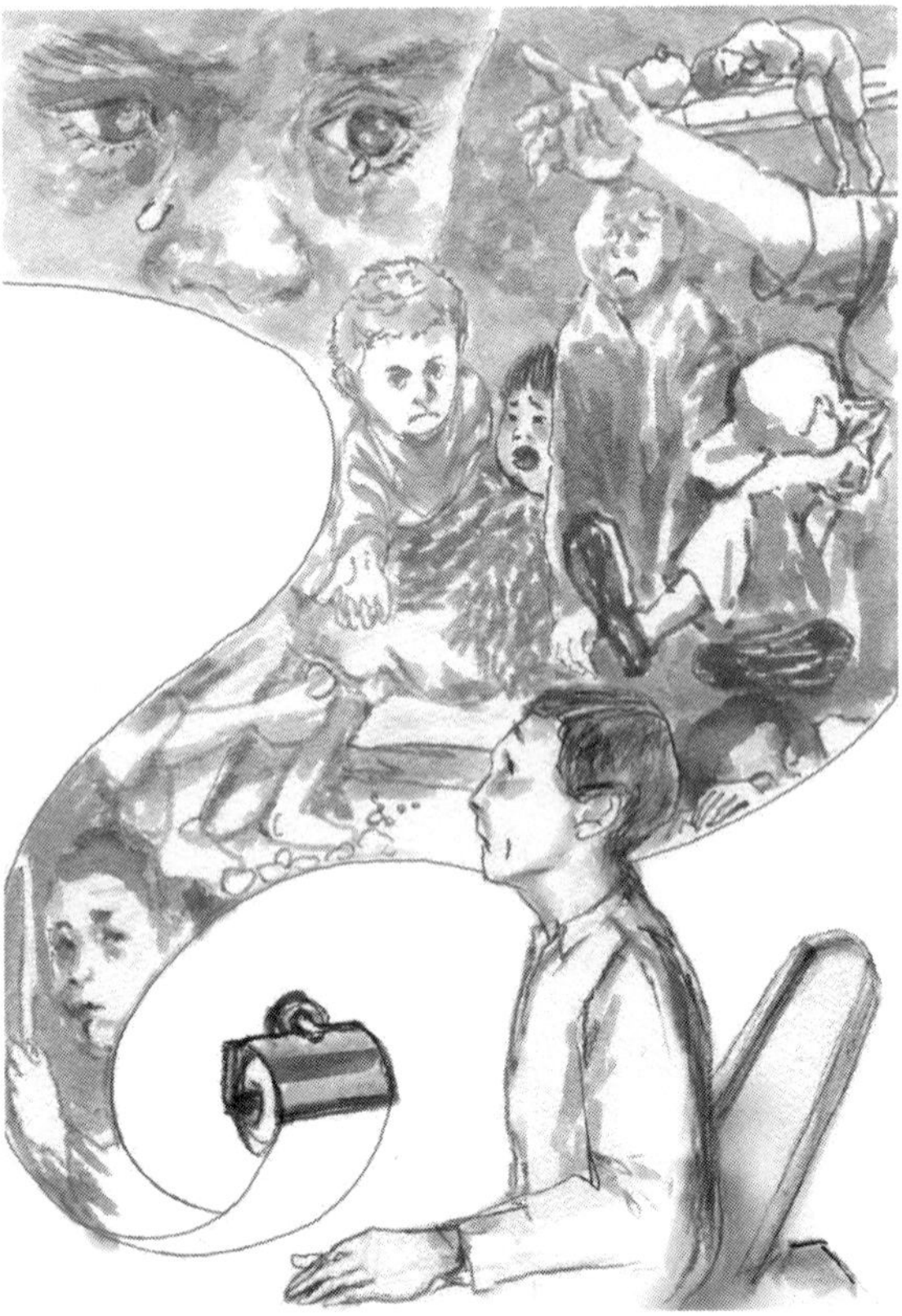

戦争は、たとえ生命は奪わなくとも、子どもから幸せを奪います。子どもの健康を損ないます。

戦争は、大人の、それも多くの場合、国々の権力者の我欲が増長して起こります。私はそう思います。たいていもっともらしい理由がつけられますが、まずは詭弁《きべん》（インチキ）と考えるべきと思います。近くは、イラク戦争が良い例でした。

戦争をしてはいけません。させてはいけません。痔の問題から飛躍？　イヤ、地続きのこととしてそう思います。

カゼ——ウイルス性と細菌性

一九四〇年代後半から一九五〇年代へかけてのことです。敗戦後の東京の冬は、とても寒く感じられました。栄養状態が悪かったせいもあると思います。あの有名な関東の空っ風が安普請のわが家に容赦なく吹き込むなか、しょっちゅうカゼを引きました。

抗生物質など出回っていなかった時代です。熱が出ると、フトンを引っ被って三、四日寝込むしかありませんでした。わが家は三歳ずつ離れた三人兄弟で、いつも誰かがカゼを引いていました。あるとき兄が高熱を発し、うなされてガバッと起き上がり、叫び声を上げました。驚いた親に命じられて、往診を求めるため近所の医者へ走ったことを覚えています。

一〇歳頃のある冬、私が長引くカゼに罹《かか》りました。夜咳《せ》き込んでいると父が言いました。

「健二は甘えて、まだセキばしとる。ええ加減にせい」

子どもが病気で苦しんでいるのに、なんてことを言う親か、と腹が立ちました。しかし今考えると、貧しい暮らしのなかで子どもに始終寝込まれ、父親は辛かったのですね。自身がカゼ気味だったかも知れません。三人の中でも特に栄養失調気味でグズだった次男坊の私に、父は普段から苛立《いらだ》っていました。とうとう忍耐が切れて、あんなことを言ってしまったのでしょう。

そういう時代でした。

＊

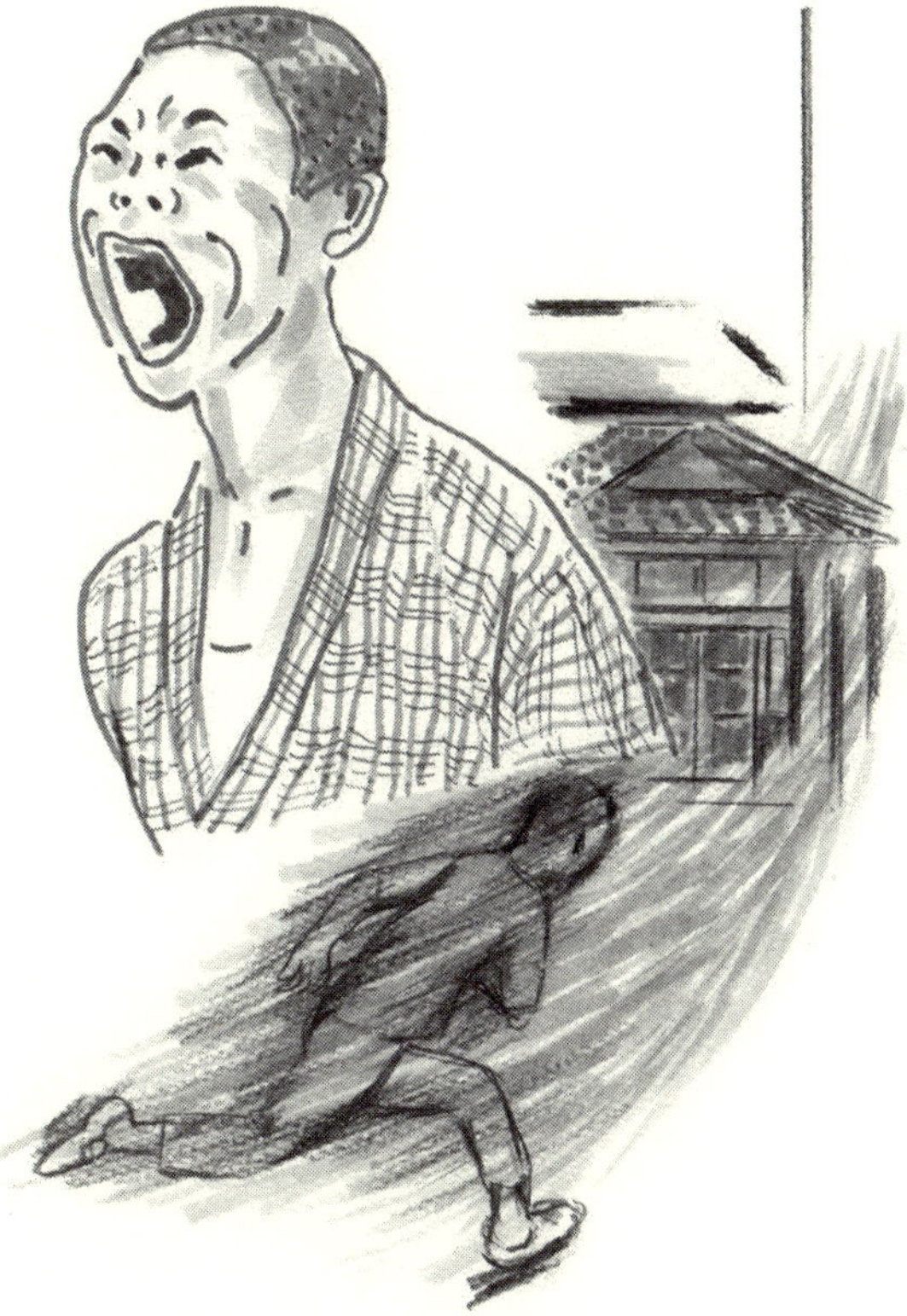

毎年一人か二人の患者さんから
「フルーとカゼはどう違うんですか」
と尋ねられます。私は、ウッと答えに詰まります。とても一言では答えられないからです。

フルーとは、もちろんインフルエンザ（ウイルス性流行性感冒）の略ですね。
「フルーはカゼの一種です」

そう言えば答えにはなるのですが、質問者は納得してくれません。ピンとこないからです。そこには、カゼがすこぶる定義のアイマイな言葉だ、という背景があります。

身体がバテると、上気道に飛び込んだ細菌（ブドウ球菌とか連鎖球菌とか）によって鼻炎・扁桃炎《へんとうえん》・気管支炎を起こしがちです。そんな状態についても人々は「カゼ引いた」と表現します。一方、フルーが長引いて、細菌による二次感染を引き起こし、同じ状態になることもあります。すると人々は「カゼがこじれた」と言います。なかなか複雑です。

そこで、ここでは全部まとめて面倒見ようと思います。

フルーの原因となるウイルスには、A、B、C型の三種類があります。鳥フルーとか豚フルーとか呼ばれて世界中で猛威を振るうのは、A型かB型です（ただし、A型が圧倒的に多い）。Ｃ型は、よほど体力が弱っていない限り、二、三日鼻がグズグズする程度で治ってしまいます。

直接の原因は、これら三種のインフルエンザ・ウイルスですが、同じ環境に身を置いても、罹患《りかん》（感染）する人としない人とがあります。遠因（背景）として、過労・睡眠不足・運動不足・栄養失調（栄養不足と食べ物のバランスが取れていないことの両方）などによる体力（免疫抵抗力）の低下があります。

症状は、ご説明するまでもありませんが、鼻づまり・鼻水・ノドの痛み・セキ・頭痛・節々の痛み・発熱・悪寒（寒気）・だるさ・食欲不振……と賑《にぎ》やかなものです。ウツ（欝）の傾向も出ます。私などカゼ引くたび、

「ああ、やはりオレの人生は失敗だった」

と今さら考えても仕方のないことを考えてしまいます。医者だってカゼを引くのです。なんとかごまかして生きているだけです。ごまかせないときだってあります。

過労などで免疫抵抗力が落ちてくるとフルーのウイルスで発病しやすくなる、と書きましたが、フルー・ウイルスにやられると血液中の白血球数がストーンと減少し、免疫抵抗力はさらに低下します。このため、安静を心がけないと細菌（昔はバイキンって言いました

ね）を呼び込み、余病（合併症）を引き起こします。いわゆる二次感染です。すでにちょっと触れた細菌性鼻炎・扁桃炎・中耳炎・気管支炎・気管炎、そして肺炎などです。へモフイルス菌というのがあり、子どもがこれにやられると髄膜炎を併発しやすく、これへの予防注射は、アメリカでは幼児期の予防接種プログラムに組み込まれています。

＊

カゼの治療などは、医者にとって最も簡単な診療行為と思われているかも知れませんが、難しい点もあります。それは、カゼの患者さんを前にしても、顔を見ただけではウイルスによるものか細菌によるものか、にわかには判別がつかないことです。もちろん、インフルエンザA型・B型ウイルスの迅速検査法があることは、私とて心得ています。が、検査費が莫大《ばくだい》です（この地の高齢者用保険メディケアが一部を支払うようになったのが二〇一六年）。患者負担を考慮し、私の診療室では、これを使用していません。そういう私の苦労話として、ここはお聞き下さい。

「鼻がつまってノドが痛い」との訴えはどちらでもあり得ます。そこで、最初から寒気《さむけ》がするか、節々が痛いか、濃い痰《たん》が出るか、などの病歴をしっかり聴き取らねばなりません。

どちらと判断するかによって治療方針が異なるからです。私はまた、ノドや鼻から培養《ばいよう》検査を採るようにしています。感触が悪いので患者さんからは嫌われますけど……。黄色、茶色、緑色などの濃い痰や鼻汁が出ているようなら、それらも培養検査に回します。初めの判断で差し上げたクスリが充分に効果を発揮しない場合、培養結果が役に立つからです。

治療の中心は、なんといっても安静です。バテていたからカゼ引く場合がほとんどで、疲れを引きずれば治りにくいのです。しかし今どき、カゼを引いてしっかり休養できる人などめったにいません。やむなくクスリを処方します。

発熱、悪寒、節々の痛み、ノドの痛みなどでフルー（ウイルス性感冒、流感）が疑われれば、タミフル（Tamiflu）が必要となります。タミフルのため精神異常をきたしたケースが日本で何例か報告されましたが、あれはすべて一五歳前後の少年でした。なぜこの年齢層に限られていたのかは不明です。その点、七〇歳以上は大丈夫です。年を取ることにも、良いことはありますね。

ノドや鼻の奥を「見る」こと（視診）は大切な検査です。扁桃腺《へんとうせん》やその周辺、それに鼻の粘膜に黄色い膿《うみ》が付着していれば、細菌感染の強力な判断材料となります。抗生物質を処方する根拠となります。

咳《せき》・鼻づまり・痛みには対症療法のクスリを処方します。

私は休養の他に、うすい塩水でうがいすること（gargling）・水分を充分に摂ること（liquid）・ビタミンCを補うことを奨励します。頭文字とCを合わせてＧＬＣと称します（これはあくまでも私の造語で、一般用語ではありませんので、ご注意を）。

うがいをするとノドに感染した菌やウイルスの数を減らし、痛みを和らげます。うがいをするときに痰を切ることもお勧めしています。痰を切る作業は騒々しい音を伴うので家族から嫌われたりしますが、仕方がありません。水分摂取は身体の代謝を促し、悪いものを追い出すのに役立ちます。ビタミンＣには炎症を抑える作用があります。

カゼの症状は普通一週間以内に治まりますが、セキだけが残って喘息《ぜんそく》状態に移行する方も、なぜか最近は多いようです。熱とセキに呼吸困難が伴うなら気管支炎と肺炎を、耳が詰まって痛くなるなら中耳炎を疑わねばなりません。

気管支炎と肺炎の判別には、胸のＸ線撮影が必要となります。細菌性の肺炎には抗生物質が有効ですが、ウイルス性肺炎はなかなか治りにくい病《やまい》です。体力が落ちているためですが、以前（一九八〇年代後半）ウイルス性肺炎で入院した駐在員の治療にさんざん苦労したあげく、「肺炎も治せないのか」とご家族に恨まれた経験が私にはあります。この人

vitaminC
Liquid
Gargling
GLC

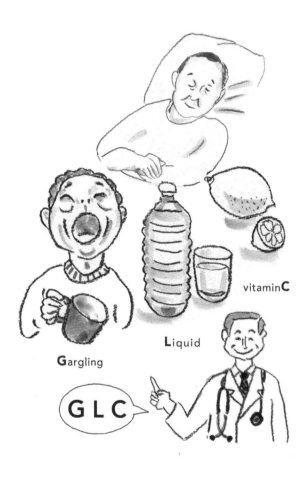

は過労のあげくカゼを引き、カゼを引いても働き続けて肺炎になっていました。肺専門医の立ち合い（協力）を得ても回復せず、亡くなりました。家族は過労死の判定を求め、それを勝ち取ったと後で聞きました。

さて予防です。これこそ本項の目的です。

①予防接種（フルーショット）。万能ではありません。やっておいた方が罹りにくいし、罹ってもひどくならないですみます。「カゼの予防注射をしたのにカゼを引いた」とおっしゃる患者さんには、「そのおかげでまだ生きていると考えて下さい」と私は半ば冗談めかして言います。

②栄養・休養・運動が健康を支える三本の柱、と本書のはじめに書きましたが、これらに普段から注意していることがカゼの予防に役立ちます。カゼの流行っている時季の航空機内で、カゼをもらう人ともらわない人との分かれ目に、この辺りが関係します。

③過労・ストレスを避ける（言うは易く、行なうは難し、ですが）。

④最後に、内科教科書には絶対出てこないことをこっそり書きます。民間療法剤のエキネシアや亜鉛製剤のことです。製薬会社スポンサーの調査では、いつも「効果なし」という結果になっています。

雨に濡《ぬ》れて身体が冷えるとカゼを引いたりします。天から降る雨の中にカゼのウイルスが含まれているとは考えにくいですから、身体に住み着いているウイルスが冷えて抵抗力の下がった体内で増殖し、活性化するからだと思います。冷えたりバテたりして「このまま放っておくとカゼを引くな」と感じた段階でエキネシアや亜鉛製剤を一錠飲むと発病を未然に防ぐことが多いようです。

また、処方されたタミフルを余分に買っておいて（高いですが）、寒気とか微熱とかが実際に始まってすぐに一錠飲んでおくと、症状がそこで解消する場合が多いです。患者さん方からカゼを戴くことの多い私の、これは個人的体験談です。

ともあれ予防を充分に心がけて、そして引いてしまったら休養とGLCを実施していただいて、この冬をなんとか元気で乗り越えてください。

鼻の病気で悩んだ話

子どもの頃、私の母が福岡の飯塚弁でよく嘆いておりました。

「お前の鼻は、格好も悪いし中味も悪いし、ロクなもんじゃあなかネェー」

私の低い鼻は母親似でしたから、「格好悪い」とのご託宣《たくせん》は、母の自己批判でもあったようですが、「中味も悪い」のは事実でした。

母はまた、こうも申しておりました。頭の鉢が大きくて難産だったため、私は顔の真ん中が少しひしゃげて生まれてきた、と。そのため私の鼻腔《びくう》は狭くていびつで、カゼを引くと鼻炎がなかなか治らなかったようです。

母が私の鼻について「ロクなもんじゃなか」と言った頃私は小学生で、細菌性の慢性鼻炎に悩まされていました。その後蓄膿症《ちくのうしょう》（慢性副鼻腔炎《ふくびくうえん》）に発展し、ロスアンゼルスへ移り住んでからはアレルギー性鼻炎に長いこと悩みました。本当に私の鼻はロクなもんではありませんでした。

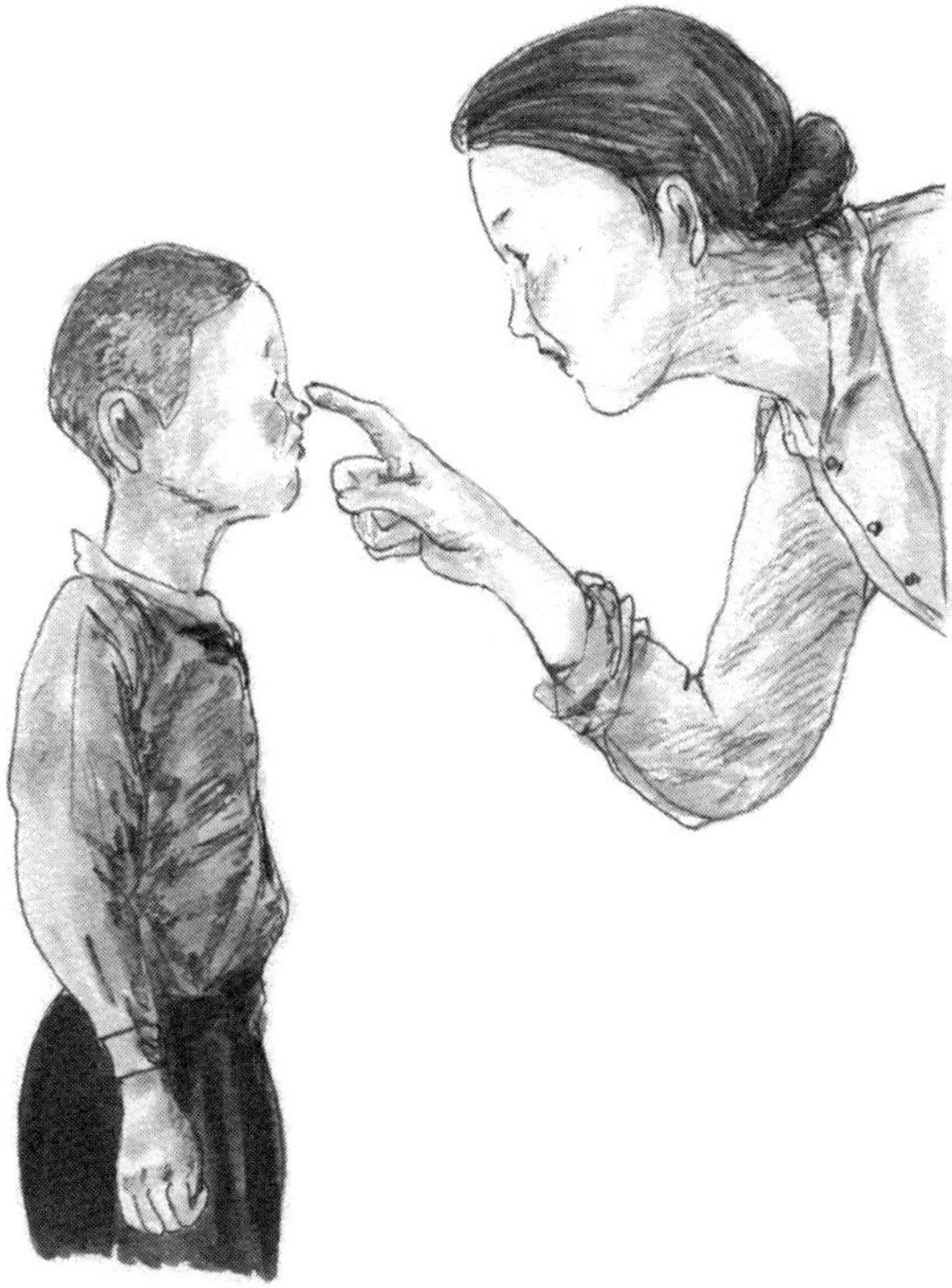

そこで、本項の「鼻の病気」は、私の病歴に沿って申し述べたいと思います。

細菌性鼻炎

「二本バナ区青バナ町始終《しじゅう》垂れ番地」なんていう表現が昔はありました。私はまさにこれでした。垂れてくる青緑色の鼻汁を服の袖口で拭くので、そこはいつもピカピカ光っておりました。汚い子でした。

今なら抗生物質もありますから、子どもの細菌性鼻炎が慢性化することなど、めったにありません。今の子はキレイなもんだ、とキタナイ子の代表みたいだった私は、感心して眺めています（特に日本の子！）。

一九五〇年前後の当時、治療の中心は鼻腔の洗浄でした。週に二、三回近所の国立病院に通いました。耳鼻科外来の薄暗い治療室で長大な注射針のような器具を鼻の奥に差し込まれ、刺激の強い洗浄液で洗われ、大きな綿棒で消毒薬を塗られて終わり。その間約三分。その三分間の痛かったこと！　涙がポロポロ出ました。

鼻炎の原因は、ウイルス・細菌・アレルギーに分かれます。ウイルス性鼻炎は、よっぽど体力が落ちていない限り、二、三日でおさまることは、すでに「カゼ」の項で述べました。

細菌性鼻炎の症状は、黄色や緑色の鼻汁、鼻づまり、痛み、それに発熱・だるさ・頭痛などです。鼻がつまっていると口で息をするので、ノドが痛くなります。そのため真夜中に目が覚め、眠れぬままじっと暗闇を見つめる気分は、子どもも心にもイヤなものでした。

原因菌は、連鎖《れんさ》球菌《きゅうきん》・ブドウ球菌・ヘモフィルス菌など。汚い指で鼻をほじったりすると、大腸菌などの腸内細菌も原因となります。緑膿菌《りょくのうきん》がつくと、異臭のある濃い緑色の鼻汁が出て、なかなか治りません。

治療はまず、鼻汁・鼻づまり・痛みなどへの対症療法です。体力が落ちていなければ、これだけでも回復します。鼻腔を含む上気道には、正常細菌叢《せいじょうさいきんそう》というもともと存在する細菌の集まりがあり、外から侵入した菌と戦い排除してくれるのです。

身体がバテていると慢性化しやすく、抗生物質が必要となります。

MRSAという菌が、時々マスコミに登場します。大病院や刑務所内で爆発的に流行ったりする、メチシリン抵抗性ブドウ球菌（Methycillin Resistant Staphylococcus Aureus）のことです。ペニシリン系統の抗生物質が効かないブドウ球菌で、治療はなかなか困難です。鼻にこれがついた場合、便利なことにバクトロバンという抗生物質（物質名Mupirocin）の入った軟膏が有効です。ただし、使い過ぎると前述の正常細菌叢を殺してしまうので、この辺については医師の指示に従っていただくしかありません。

次は合併症です。鼻と耳の奥（中耳）を連結しているユースタキー氏管が腫れると、中耳炎を起こしやすくなります。中耳炎が治りにくい場合、鼻汁の培養検査が抗生物質の選択肢を与えてくれます。鼻汁がノドに落ちれば――これを後鼻漏《こうびろう》と称しますが――咽頭炎・喉頭炎・気管炎の原因ともなり、バテて抵抗力が落ちていれば、気管支炎・肺炎にも繋がります。鼻腔粘膜下の骨構造（副鼻腔）に菌が侵入すると、蓄膿症（慢性副鼻腔炎）になります。

つまり充分な休養と栄養は、鼻炎の慢性化を防ぎ合併症を予防する上でも大切です。

蓄膿症

東京都新宿区戸山町国立第一病院耳鼻咽喉科手術室。漢字ばかり二三も並べましたが、私は一九五七年一二月、ここで蓄膿症（慢性副鼻腔炎）の手術を受けました。高校二年でした。幼い頃からの慢性鼻炎が蓄膿症に移行し、そこまで悪化していたのです。

当時、蓄膿手術は局所麻酔下。静脈注射による安定剤で眠らせることもありません。前《ぜん》顎洞《がくどう》と呼ばれる部位の膿《うみ》で腐蝕《ふしょく》した骨をノミとハンマーで削るとき、頭がガクガク揺れるのをはっきり意識しました。右側は耳鼻科医長がやり、二日置いて左側は東京女子医大派遣の若い女医さんが執刀《しっとう》。二回目の手術は痛かったですが、ガマンしました。

二回目手術の二、三日後、上唇《うわくちびる》内側の傷口からガーゼを抜き取るとき、担当医が局所麻酔を施したはずなのに激痛が走り、意識が遠のきました。きっと血圧や脈拍が急に低下したのでしょう。遠のく意識の中、周囲の人たちが慌ててバタバタする気配を感じていました。戦後一二年目、医療がまだまだ乱暴な時代でした。

ガーゼを抜いた翌日、クラスの女生徒五、六人が連れ立って見舞いに来てくれました。私はといえば、顔が青黒くむくんだ状態で元陸軍病院の大部屋の薄暗い片隅にうずくまっていたワケです。

「ヤメテクレー」

と言いたかったです。いくら男でも、鼻、イヤ花も恥じらう一七歳でしたから。それに、五、六人の中には私が秘かに思いを寄せていた子もいて、他の女生徒たちの背後からじっとこちらを見ていました。もう最悪でした。

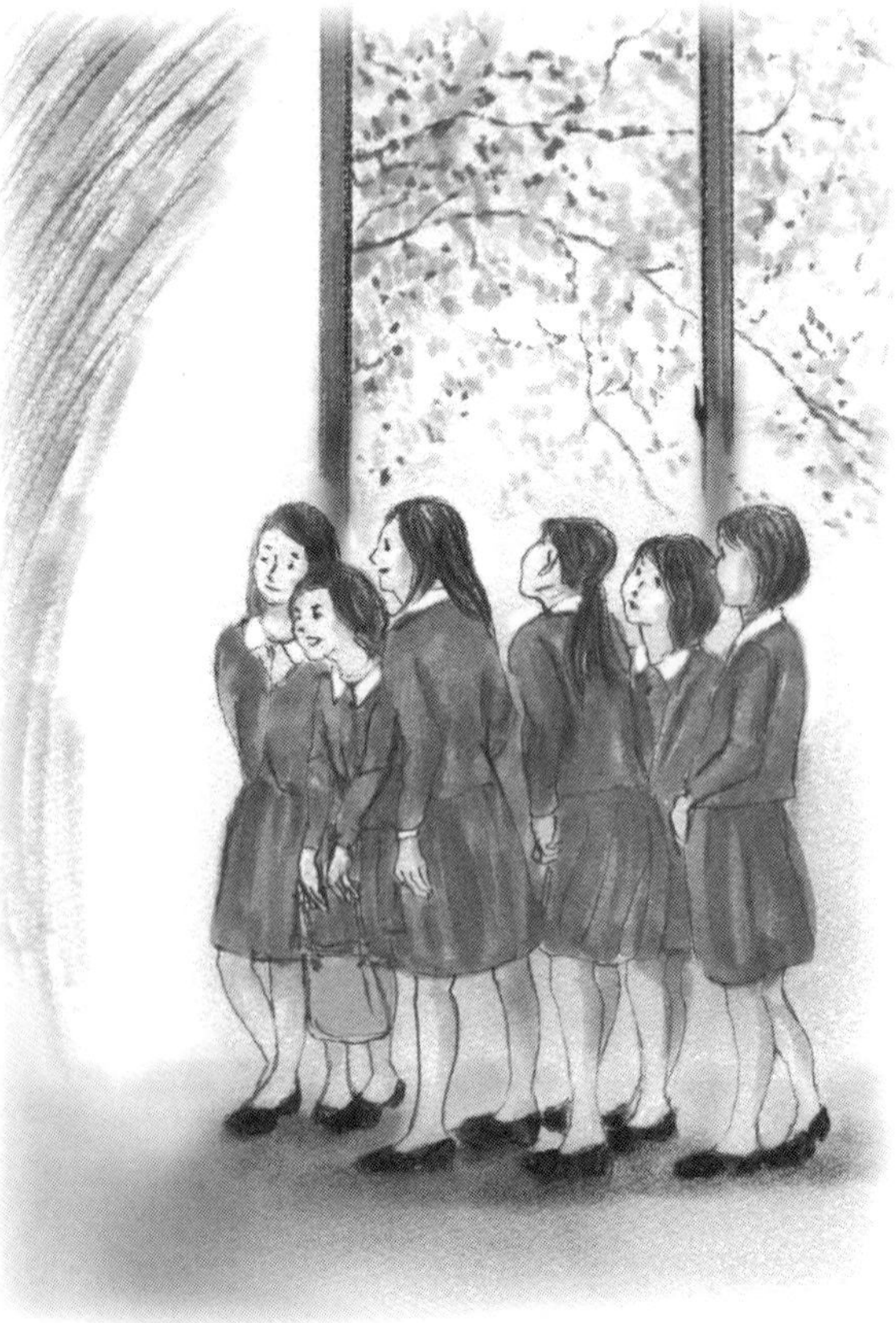

＊

蓄膿症（慢性副鼻腔炎）の原因は、細菌性の慢性鼻炎と歯槽膿漏《しそうのうろう》、別名慢性歯齦炎《しぎんえん》です。歯槽、つまり歯ぐきは構造上とても前顎洞（副鼻腔の一つ）に近く、ここから細菌が侵入することがあります。

症状は、鼻汁・鼻づまり・局部の痛みと腫れ・発熱、それに頭痛・歯の痛み・倦怠感《けんたいかん》などです。私の場合、これらの症状すべてを経験しましたが、鼻づまりと色つきの濃い鼻汁には長いこと悩まされました。高校生になってからも、家でも学校でも鼻をかんでいました。悪臭を放つこともあったでしょう。頭もボーッとしていることがしょっちゅう。ガールフレンドなどできないのは当然でした。

診断は、症状の経過と患部の診察によって可能なケースが多いのですが、決め手は今ではＣＴスキャンです。ＣＴで副鼻腔の骨構造がどの程度侵蝕《しんしょく》されているか、つまり手術が必要かどうかの判断が的確にできます。

治療。多くのケースで非ステロイド系消炎剤や腫れを引かせるための薬剤（decongestants）が効果的です。これは、前項で述べた上気道の正常細菌叢のおかげと考えられます。正常に存在する菌たちが、外来の菌を排除してくれるのです。

症状が一〇日以上続けば、抗生物質を用います。緑膿菌にも有効なシプロフロキサシン（Ciprofloxacin）がまず使われますが、鼻汁に含まれる膿《うみ》の培養結果が、長期治療が必要な際の大事な判断材料となります。最後の手段が手術です。

「病変が骨まで達していても、初期なら経口の抗生物質が有効。手術が必要となる例は、今ではきわめてまれ」

とは、友人の耳鼻科専門医の言です。

予防。これはもう細菌性鼻炎の早期治療と歯の衛生ということに尽きます。

私の場合、手術後もしばらく鼻づまりが続きました。一九五八年も二月か三月になって、母がどこからか漢方薬を手に入れてきて、

「これば飲んでみんしゃい」

と言いました。半信半疑で飲み始めて一週間ばかり経ちましたら、濃くて臭い鼻汁が「ドクドク」という感じの勢いで出始めました。それが四、五日続きましたら、もうそれで完璧にスッキリしました。

医者には言いませんでした。言っても、

「それは、そういうタイミングだったのだろう」

ぐらいのことを言われるのがオチだったでしょう。しかし私には、「母の漢方のおかげ」という印象がしっかりと残りました。

私はその後医者になりましたが、このときの経験は、「医者には、いろいろの可能性を受け容れる心の柔軟性が常に必要」という教訓を与えてくれました。子どもに対してまことに口の悪い母でしたが、この点につき母に感謝しています。

アレルギー性鼻炎

あれはたしか渡米後二年ほど経ってからのことでした。疲れてベッドに入り、夜半過ぎノドが痛くて目が覚めました。枕元の時計は午前二時を示しています。鼻は両側とも完全につまっています。口で息をしていたのでノドがカラカラに乾燥し、痛くなったとわかりました。

その頃(一九七三年か七四年)、私はUCLA外科系の研究室におりました。前日、研究室で大掃除があり、かなりホコリを浴びていました。日本では慢性鼻炎や蓄膿症にさんざん悩まされ、母親から「ロクな鼻じゃなか」と宣告された私でしたから、自分の鼻に向

かって、

「オマエ、またかよ」

と言いたかったです。まんじりともせず朝を迎えましたが、それが私のアレルギー性鼻炎とのつき合いの始まりでした。

アレルギーの原因となる物質をアレルゲンと呼びます。アレルギー性鼻炎のアレルゲンは、外から鼻の穴に飛び込むものなら何でも。一番多いのがホコリ。一口にホコリと言っても、花粉・虫の死骸が乾燥して粉になって舞い上がったもの・土ぼこり（これにもいろいろな成分が考えられます）など多岐にわたります。寒い戸外に出て冷たい空気が鼻腔に侵入したとたん、クシャミが出て、鼻がつまる人もいます（一方には、寒冷じんましんという温度差による皮膚のアレルギーもあります）。

私の場合、一九八一年にリトル東京で開業して数年後には、自分のオフィス（診療室）で患者さんが着る紙の診察着や紙のシーツから出るホコリがアレルゲンとなりました。これは厄介な事態でした。

「自分のオフィスでのアレルギーがひどいので、この辺で仕事はもう辞めます」

と言うワケには参りませんでしたから。

アレルギー性鼻炎の症状がひどくなる要素としてストレスや疲れがあります。これについても、私自身がしっかりと体験しました。その詳細は省きます。

アレルギー性鼻炎の症状は、説明の必要がないほどよく知られていますが、クシャミ・透明な鼻汁・鼻詰まり・頭痛および頭重・熱感・倦怠感などです。涙目や目のかゆみを訴える人もいます。

アレルギー性鼻炎の鼻には、ウイルスや細菌が飛び込んで悪さをしやすい、ということがあります。アレルギーが起こって生暖かく湿った鼻腔内は、奴らが大好きな環境です。アレルギー性鼻炎で寝不足が続いていたりすると免疫力が低下して、奴らは元気に育ちます。

このアレルギー性鼻炎の合併症としてのカゼに、私は以前は年五、六回はやられていました。そうなるとやはり、夜半に目が覚めます。頭が重くて熱っぽく、鼻は両方ともつまっているので口で呼吸するしかありません。ノドや鼻の奥に痛みを感じます。身体は疲れているのに眠れません。

暗闇をじっとにらんでいると「オレの人生は、どこで狂ってしまったのか」などとものすごく否定的な考えが生じます。辛いものです。同じような経験をなさった方は結構多いのではないでしょうか。
さて、アレルギー性鼻炎の治療法です。
①抗アレルギー製剤。クラリチン（Claritin）等の催眠作用のないものが今は市販されています（かなり高価ですが、処方してもらうと保険が使えて安くなります）。
②ステロイド系のスプレー。就寝前に使用すると有効（なことが多い）。
③鼻腔粘膜の毛細血管を収縮させるうっ血除去剤（Decongestants）。これには経口薬とスプレーとがあり、一時的に有効。ただし、リバウンド（後でかえって症状が悪化すること）があり、要注意。
④脱感作療法《だつかんさ》。いろいろなアレルゲンを製剤化したものを個人に合わせて選び、長期にわたって注射し、アレルギー傾向を抑える。成功率は五〇パーセント前後（この治療は、アレルギー専門医により行なわれる）。
塩水で洗う、など民間療法もいろいろあるようですが、私が大いに役立ったと思うやり方を最後にご紹介します。

一五年くらい前だったでしょうか、たしか小橋川さんという沖縄系のガーデナーさんが、「羅府新報」に投書されました。「仕事に出る前、ワセリンを鼻毛に塗っておくと、昼間と

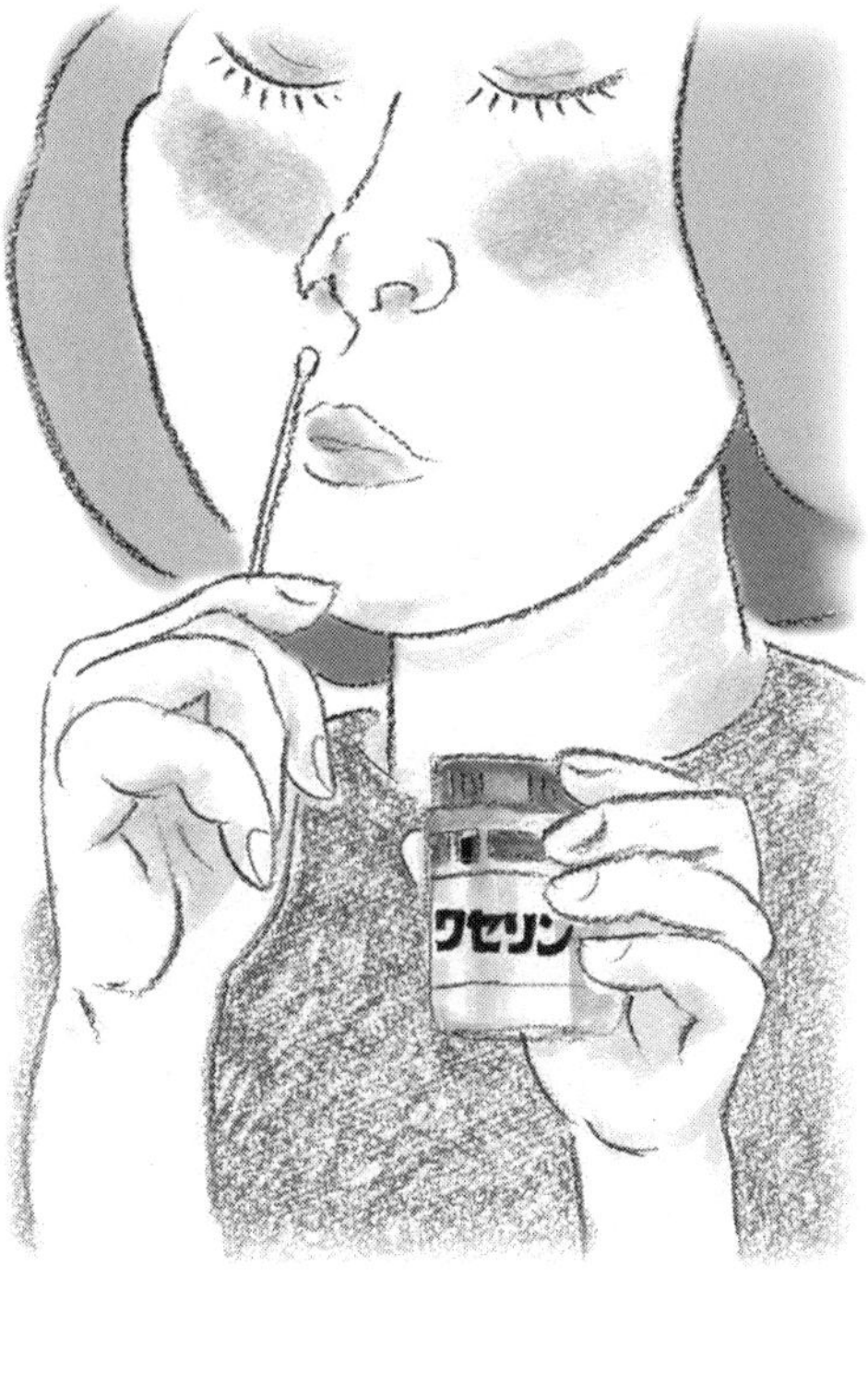
ワセリン

ても助かる」と。私は半信半疑ながら、綿棒を用いてやってみました。鼻腔の奥の方まで塗りました。効きました！　驚きました。思うに、アレルゲンとしての花粉やオフィスのホコリなどがワセリンに付着し、鼻腔の粘膜に直接触れないからですね。砂ぼこりも、鼻をかむとワセリンといっしょに出てきたりします。ちなみに、ワセリンは粘膜から吸収されませんから、人体に無害です。私の妻もこの方法を実行し、助かっている様子です。

これは私にとって福音でした。以前は、月曜日にオフィスへ出勤すると、必ずクシャミ・鼻水・涙目などに悩まされましたが（なぜか、火曜日以降はマシでした）、ワセリンのおかげでこのミゼラブルな傾向はぐっと改善されました。鼻から呼び込むカゼ引きの回数もめっきり減りました。

うつ傾向とたたかう――うつ病対策

「五月病」という言葉があります。英語にはホリデー・ブルーという表現もあります。両方とも、世の中は陽気に浮かれているとき一人取り残され、あるいはそう感じて落ち込むことを言います。置かれた状況により誰でも気が滅入ることはある、という事実を指摘しているとも言えます。

しかし、落ち込んだ状態が長引き、正常の社会生活が営めなくなると、「うつ病」という診断を受けることになります。単なる落ち込みと「うつ病」との境界線は鮮明とは言いきれませんが、うつ病は確かに存在します。若い人にもありますし、わがご同輩の七〇以上にももちろんあります。

＊

私の母方の祖父は、福岡県飯塚市で江戸時代から百年以上続く大きな食料品店に養子として入った人（入り婿）でした。五人の子どもを持ち、男の子は一人だけ。しかも忠男《ただお》と名付けられたその子は一番上でしたから、店を継ぐ運命の下に生まれてきたワケです。ところが、その人はオルガン弾きが上手な芸術家タイプ。一方、祖父はビジネスに優れた人で、跡取りの長男をビシビシ鍛えようとしました。が、上手くいかなかったようです。

百年の家業を継ぐ定めと厳しい父親という檻（監獄？）の中で、この人はうつ病となり

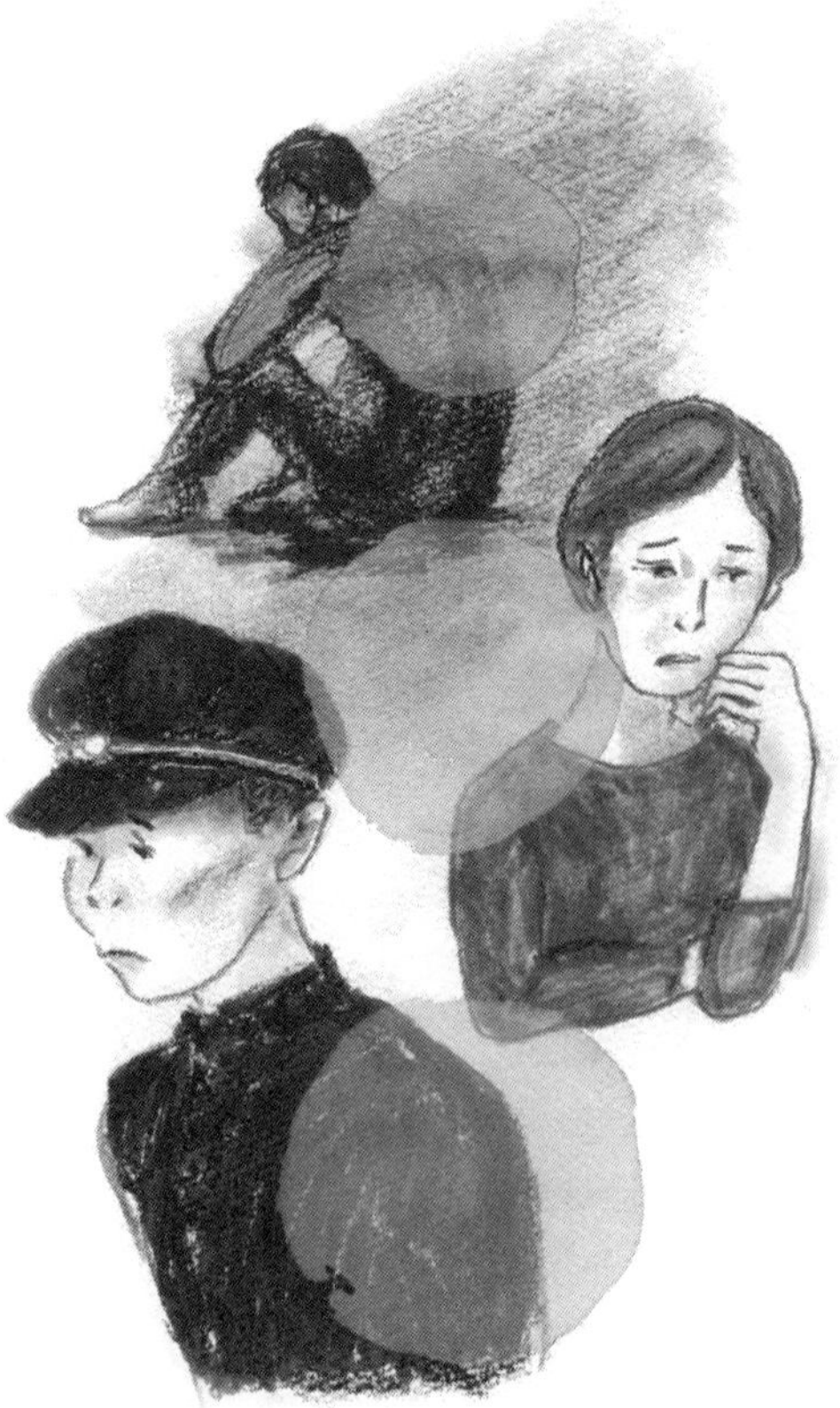

ました。さらに喘息《ぜんそく》を併発。彼が二〇歳をかなり過ぎてから祖父は遂にあきらめ、次女に養子を取り（長女はすでに嫁いでいました）家業を続けました。

私が中学生の頃（一九五〇年代前半）母の実家を訪れると、忠男おじさんは見る影もなく痩せて、与えられた座敷牢《ざしきろう》のような一室でゴホゴホと苦しそうに咳《せ》き込んでいました。そんな境遇のまま、彼は生涯を閉じました。「状況の犠牲者」というのでしょうか、気の毒な人でした。

その人の妹であった母は、四姉妹の三番目という気楽な立場。その息子である私たち兄弟には「おじいちゃんは忠男兄サンに厳しかったからネー」と語っておりましたが、自身は裕福な家庭の三女として何の不自由もなく育ちました。洋画が大好きなミーチャンハーチャンだったとのこと（本人の言）。貧乏教師だった私の父と結婚したばっかりに苦労を背負い込みました。

母は、六〇歳を過ぎて子どもも皆巣立ってからのカゼを長引かせ、それがきっかけでうつ病となり、二〇年近く苦しみました。父は短気な上に家事には無能な男でしたから、とうとう母は入院治療を余儀なくされました。そういう事態を超えて母のうつ病が治ったのは、頭痛の種だった父が八八歳で死んでからでした。母は八三歳になっていました。

その息子三人の中で、私だけがうつ病の遺伝子を引き受けたようです。生まれつき動作が緩慢《かんまん》で（つまり頭の働きが鈍く）親から「でけそこない」などと呼ばれていた私は、高校に入って大きくつまづきました。数学が代数と幾何に分かれ、理科も化学や物理に分かれる勉強のペースについて行けず、落ち込みました。時あたかも五月。睡眠を犠牲にする勉強法しか知らなかったので落ち込みは長引き、級友からは「ノイローゼの猿みてえだな」と言われるようになりました。

雨が降っても風が吹いても「悲しい」と反応する極端な悲哀感や「何もできない、したくない」という無力感がつのりました。二年後には受験が控えていることを意識していましたから、「このままではどうなるか」という不安感にも苛《さいな》まれました。

ある朝家を出ると、全身金縛《かなしば》りに遭ったようになり、しばらく動けませんでした。数学、化学、英語などの各教科がジワジワと攻め寄ってくる感覚に襲われたのです。

あれこれのうつ症状は一年近く続きましたが、そんな私を救ってくれたのは、火星チャンというあだ名（その名に値する風貌！）の級友でした。忍耐力のある男で、私の若者らしからぬくどくどしい話を、実に我慢強く聞いてくれました。

同じ級友の中には他にもうつ病となった者が二人おりました。一人は休学したあげく転校。もう一人は入院して電気ショック療法を受けたとの噂《うわさ》でした。彼はクラスへ戻ってからも元気がありませんでした。

その点私は、休学にも入院にも追い込まれず、ラッキーでした。火星チャンのおかげでした。

＊

うつ病となる直接のキッカケ（起因）はいろいろありますが、一言でまとめるとストレスです。そのストレスには慢性の病気も含まれ、それは私の母の例で申し上げたとおりです。

今では、うつ病の直接の原因となる化学物質の存在が判明しています。セロトニン（Serotoninn）と呼ばれる物質です。くわしく言えば他の物質の影響もあるようですが、ここでは単純化（模式化）して述べます。

セロトニンは「神経伝達物質」と呼ばれる体内化学物質の一つで、腸の粘膜、中枢神経、脳の松果体《しょうかたい》（pineal body）などから分泌されます。セロトニンの俗称は「リラックス・ホルモン」で、精神の安定をつかさどっています。

体質的にセロトニンの分泌量が少ない人は、うつ病になりやすいと言えます。体質は遺伝です。また、分泌するセロトニンで対処できる以上のストレスが加われば、その人は落ち込みます。仕事や勉強の成績不振、イジメ、虐待、受験、過労、慢性病などのストレスが長期にわたると、うつ病になります。言い換えれば、うつ病になるか否かは、ストレスとセロトニン分泌量との力関係で決まります。

これは糖尿病に似ています。糖尿では、その人が膵臓《すいぞう》から分泌するインシュリン（糖の分解に必要なホルモン）で処理できる以上の糖分（デンプンを含む）を長期に摂取すると発病します。お相撲さんに糖尿病が発生しやすいのはこのためです。

ストレスを避ければうつ病にならないですむワケですが、言うは易く行なうは難しとはこのことです。自分でコントロールできるストレスなどほとんどないのが人生ではないでしょうか。

さて、うつ病の症状についてですが、これはもう人により千差万別です。

私が高校生で味わった極端な悲哀感、何もできない・したくないという無力感などは、まあ序の口と言えます。これに集中力の欠如、不安感などが伴いがちです。物事への意欲や興味を失うと、普段している活動ができない・やりたくない、という事態となります。

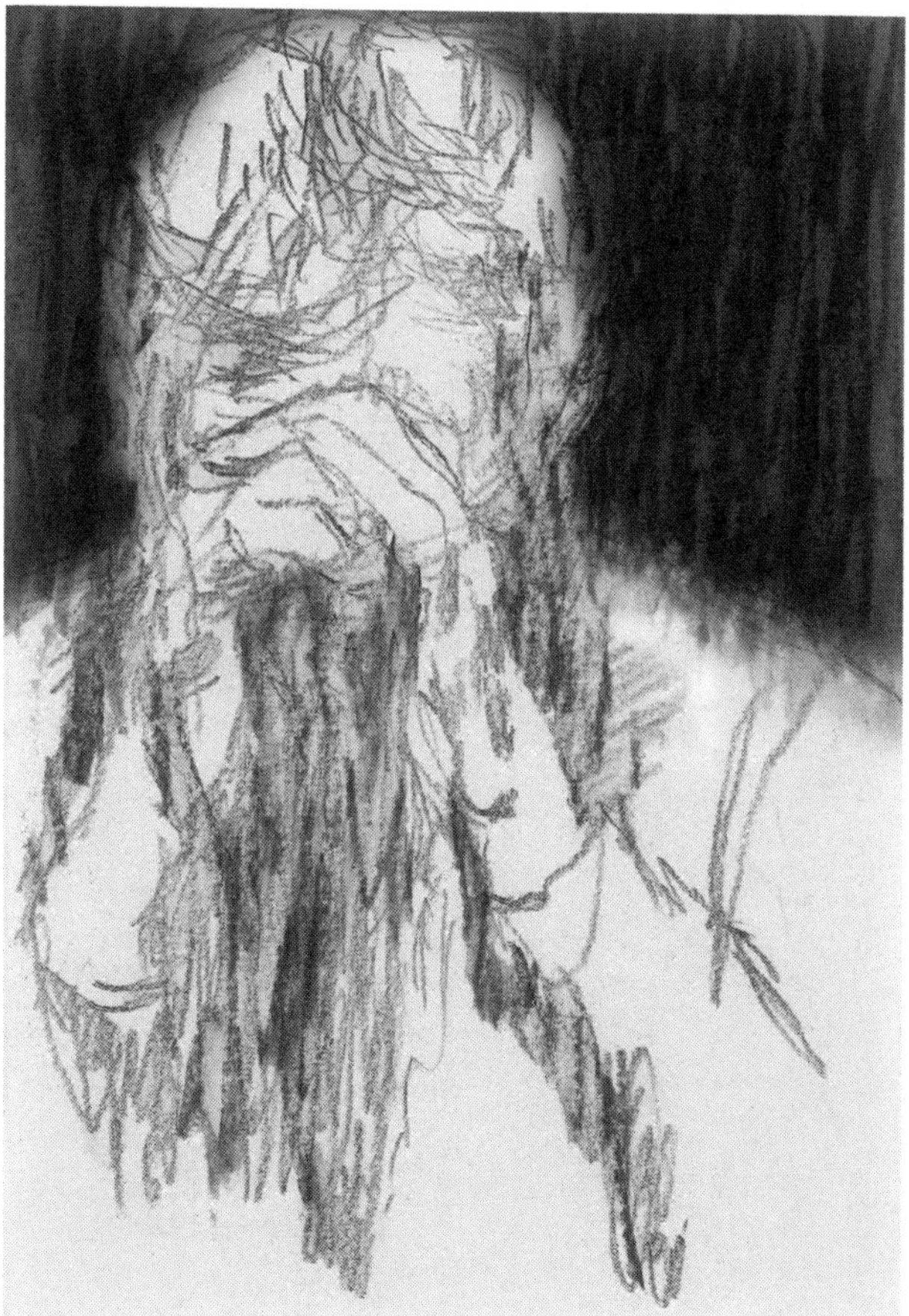

何もやりたくない一方では「このままではどうなるか」と不安がつのり、不眠ともなります。慢性的疲労感や性欲減退などもよくある症状です。

あげく、根拠のない身体症状・不調感を訴える人も出てきます。頭が重くなる・ノドの違和感・悪寒・全身の不快感などが生じ、ついには「ガンで身体がどんどん腐っていく」と信じ込む人も現われます。

症状が長引くと、「自分には生きる価値がない」と思い込むようになり、生きていることへの罪悪感が生じます（「家族に迷惑」という風に）。しまいには自殺願望が出てきます。やっかいな被害妄想（「隠しておいたお金を盗られた」など）が加わると、本当に家族や同僚に迷惑となります。

諸症状は、朝がひどく、日中の時間の経過とともに軽減する例が多いようです。非典型的な例では、多眠（嗜眠《しみん》）・過食・意識の混濁なども生じます。

治療は、クスリ（抗うつ剤）とカウンセリング（心理療法）に大別されます。

抗うつ剤の主流は、今やセロトニンの働きを助長するための一群のクスリです。その中心はＳＳＲＩ（Serotonin-selective Reuptake Inhibitors）です。従来型のクスリも使われています。なかなか症状が好転しない場合には、統合失調症治療薬も用いられますが、副作用も強いので要注意です。抗うつ剤についての詳細は、専門書に譲ります。

「自分には何の価値もない」と思っている人間の話を聞いてもらえる——もうそのこと自体がうつの人には大きな救いです。だからカウンセリングという治療領域が発生したと考えられます。話を聞いてもらう相手がカウンセラーでなければならない、ということはないようです。家族でも友だちでもよいのです。ただし、相手が忙しいと過度に励まされたり、イライラされたりして、かえって逆効果となることもあります。要注意ですし、そこにカウンセラーの存在意義がある、とも言えます。

よく、「私はポジティブ思考で、落ち込んだことなんかない」と朗らかに言う人がいます。そんな人を見ると、私はご立派と思う一方で、少しムッとします。そういう人は単にセロトニン分泌が先天的に多く、ラッキーなだけ、と思うからです。そういう人には、せめて落ち込んでいる人の話をじっくり聞いてやってくれ、と要求したくなります。

話し相手がなく、当時カウンセリングという分野も存在しなかった忠男おじさんの場合、うつ病から脱出できないまま亡くなりました。

私の母のうつ病は、父の死後に特養（特別養護老人ホーム、ロスアンゼルスではボイルハイツのＩＣＦ＝中間看護ホーム＝に相当）へ入って治りました。お嬢さん育ちの母でしたから、

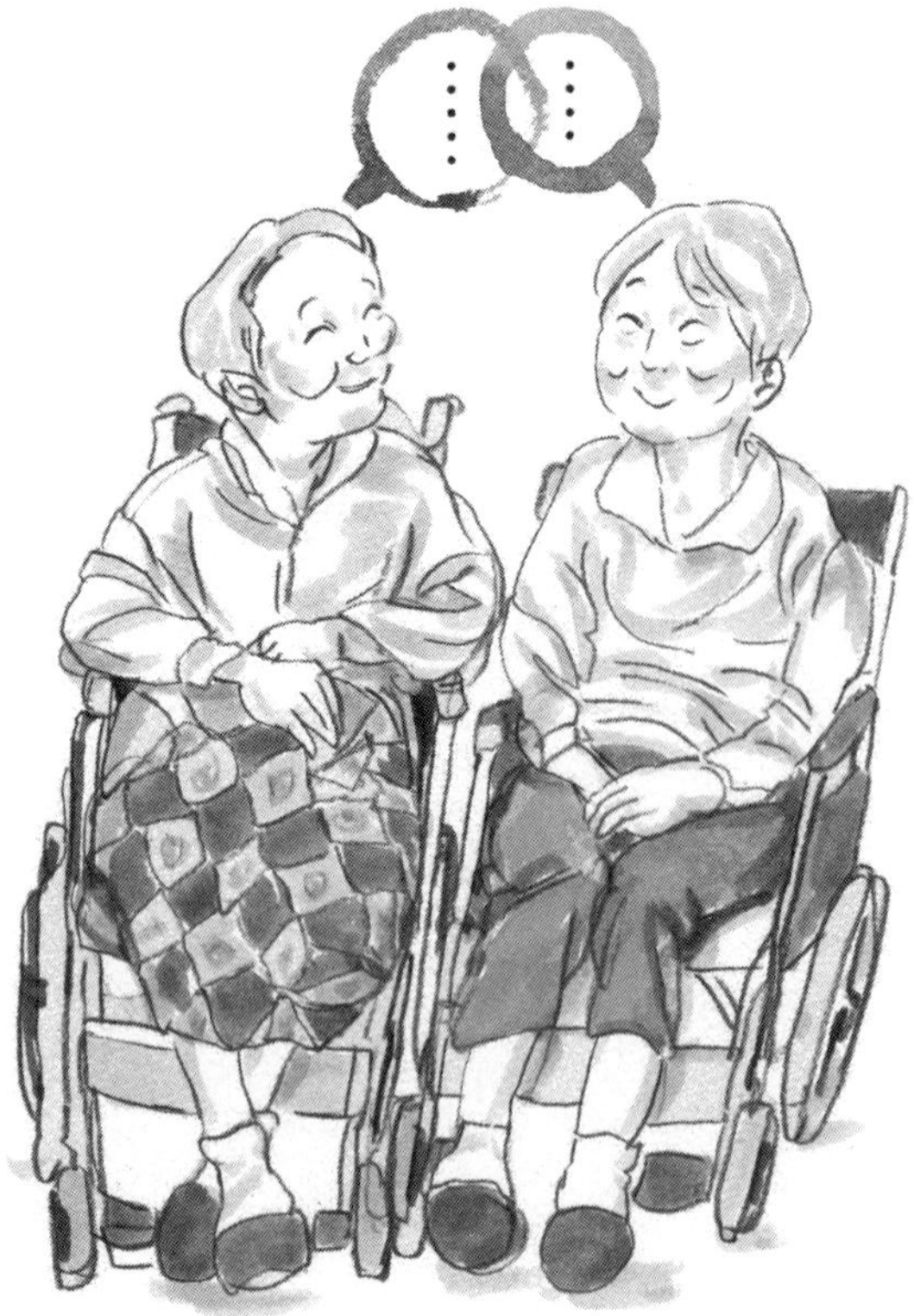

他人の中で暮らすことを極端に恐れ、施設入りをひどく嫌がっていました。ところが、入居してすぐ友だちができました。その人たちに話（愚痴）を聞いてもらううちに、うつ状態は徐々に、しかし確実に解消していったのです。子どもたちが安堵《あんど》したことは言うまでもありません。たまに私が電話すると、

「オマエば医者にしたばってん、遠くにいちゃ親の役には立たんばい」

と憎まれ口を叩《たた》く一方、

「お父さんが働いてくれたおかげで、お金の心配はナーモせんでよかとヨ」

と亡夫への感謝さえ口にするようになりました。父は、死ぬことで夫婦関係を改善した、とも言えます。

私の高校時代のうつ病を直してくれたのは、クラスメートの火星チャンでしたが、私はあろうことか彼に向かって、

「育ちのいいお前にゃ、俺の苦しみはわかんねえだろうけどよ」

とまで言い放ちました。そんな私に対して彼は

「分かんねえと思うなら、俺なんぞに話すなよ！」

とは応じませんでした。その特徴ある額にシワを寄せながら、黙ってフムフムと聞いて

くれました。当時辛かっただけに、思い出すたびありがたさで涙が出そうになります。火星チャンには、今でも感謝しています。

＊

さて、うつ病の予防って可能でしょうか。この辺のことは、精神科の教科書にはあまり書いてありませんが、私は可能と考えます。

まず、ストレスの除去ということがあります。転職や転地ができるなら、それをすべきでしょう。が、そうできる人なんてめったにいません。世界には経済的格差や人種差別などイヤなこと・辛いことがたくさんあります。飢えて路頭に迷う人々が世界中に増えていることを知れば、心が暗くなるのは当然です（何も感じない人は、むしろ異常と思います）。

各国には権力者と彼等にすり寄る人々がいます。権力者の欲望の果てに戦争があります。戦争は人々を苦しめ、人々の心を暗くします。戦争と戦争を生む構造をなくさねばなりません。しかし、差し当たって戦争がなくなるまで待っているワケにもいきません。次善の策を考えねばなりません。

以前、「運動のうつ病に対する治療効果は統計的に有意《ゆうい》ではない（つまり、効果があまりハッキリしない）」という論文を読みました。しかし、予防効果はある、と私は感じています。私は、疲れて気分が滅入《めい》っているとき（なぜか月曜日に多い）、ムリヤリ引きずるようにして身体を（ご老体を）剣道場へ運びます。稽古で汗を流すと、気分がサッパリします。翌朝は張りきって仕事へ向かいます。これは、運動することで筋肉から分泌されるエンドルフィンの効果に違いありません（「運動」の項参照）。

セロトニン分泌の少ないことが、うつ病の大きな原因と書きました。ならば、セロトニン分泌を刺激することが予防になるはずです。

セロトニンはリラックス・ホルモンとも呼ばれ以下の状態で分泌されます。

①気のあう人とくつろいで話をする（友人は大切ですね）

②充分な睡眠（私の場合、睡眠犠牲型勉強が害となりました）

③深呼吸（鼻から深く息を吸い、思いきりゆっくり口から吐き出すヨガの深呼吸、あれはいいですね）

④太陽光線を浴びる（浴び過ぎると、ヤケドや皮膚ガンの原因ともなるので、要注意）

⑤赤身の魚と大豆製品の摂取（セロトニンを作るタンパク質を提供します）

⑥趣味を持つ（引退後も趣味で忙しければ、うつ病になるヒマがありません）

七〇歳超の私の同輩男性に申し上げます。家事を習いましょう。何を突然言い出すやら、と思われたでしょうか。説明させて下さい。

＊

人生の最後には死が待っています。それを私たちは知っています。それを知っているのは、あらゆる動物の中で、恐らく人間だけでしょう。避けられぬ死を思って空しさを感じ、時に落ち込むのは当たり前と言えなくありません。

特に、長年連れ添った伴侶に先立たれれば、落ち込むのは自然の流れと思います。人生の寂寥感《せきりょうかん》ここに極まります。

女性は、夫に先立たれて落ち込んでも、時間の経過とともに立ち直ります（一般的傾向）。その理由は主に二つあると思います。一つはオシャベリです。私の母がそうだったように、話すことが救いとなります。女性は初対面の人とさえ楽しそうにオシャベリすることができます。私にとって、あれはもう驚異そのものです。その点、男はダメですね。私など、たまに弟と会っても、

「おう、元気か」「うん、まあまあ」

それで終わりです。後が続きません。妻が側から助け舟を出してくれなければ、気詰まり地獄の悲惨な事態となります。

もう一つの理由。女性には、生活維持能力が備わっています。すなわち家事能力です。そこに「立ち直り」の秘訣《ひけつ》が隠されている、と私は見ています。

男は、妻が急死したりすると、なかなか立ち直れません。友人が「大丈夫か？」とせっかく声を掛けてくれても、素直になれません。「おう、大丈夫だ」と見栄を張ったりします。これがいけません。それに、よほど献身的な娘かお嫁さんがそばにいて（今どき、めったにいません）支えてくれない限り、生命の維持さえおぼつかなくなります。

ご同輩、今の内から家事を覚えましょう。それがうつ病の予防にもなると私は考えています（やっと本題に入って来ました）。

家事、つまり生きるための技術です。七〇年以上生きて私が身につけたものを、獲得順に申し述べたいと思います。
(1) 食器洗い。男ばかりの三人兄弟で育ちましたから、食器洗いは割合に早い頃からさせられました。食後のボーッとした頭のまま手だけ動かしていると、いつの間にやら汚れ物が片付いていています。ささやかな達成感さえ得られます。

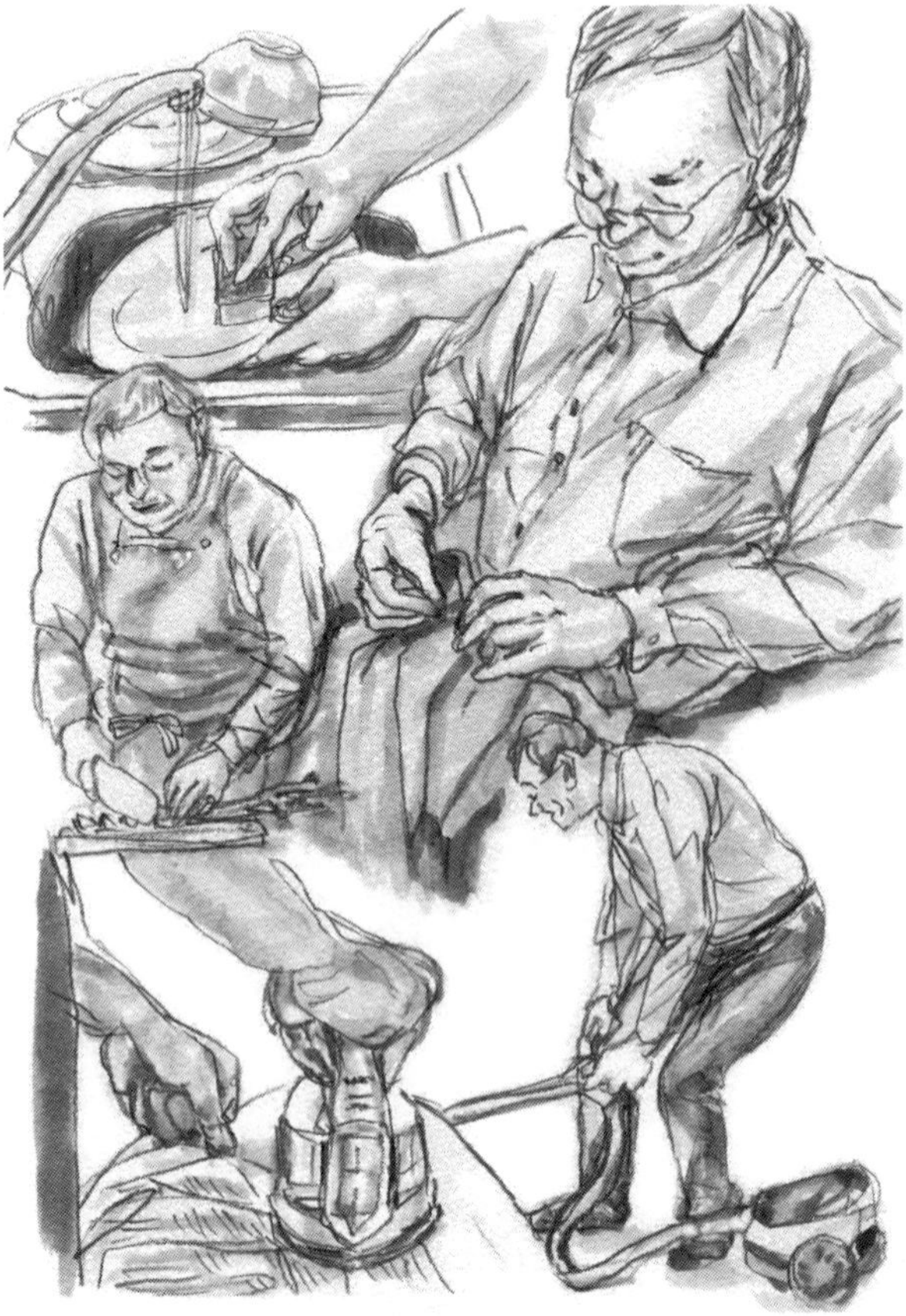

(2)縫い物。剣道ではハカマや稽古着に綻《ほころ》びができたり小手《こて》に穴が明いたりします。それらを繕《つくろ》うことから、私は縫い物の楽しさを知りました。ここはこうしよう、あっちはああしよう、と考えながらやっていると、時の経つのを忘れます。捨ててもいいワイシャツを繕ったりして、今ではシャツのボタン付けなんかも楽しいと感じます。こんなとき、私の体内ではセロトニンが分泌されているに違いありません。たまに指に針を刺したりしますが、気になりません。

余談になりますが、私の場合、剣道そのものより剣道の副産物としての縫い物の方がよほど上達が早いようです。

(3)料理。私はバツ一です。独り暮らしとなったとき、近所の日本書店で一番小さくて薄い（従って一番安い）料理の手引きを買って来ました。書いてある通りにやってみると、意外と楽しかったです。気持ちが和みました。しかも、食べてみて「これが自分のこしらえた物か」という感激がありました。いっしょに食べてくれる人がいると、もっと良かったです。料理することが、次の結婚相手との縁を結んでくれた面もありました（ア、これは脱線でした）。料理には創作の喜びがあります。プロの料理人に男性が多いのもうなずけます。

(4) 洗濯。これも汗で濡《ぬ》れた剣道の稽古着を洗うことから覚えました。稽古着に限らず、木綿の衣類は、洗えば洗う程に着心地がよくなりますね。私は木綿党になりました。乾燥機はあまり使いません。南カリフォルニアでは、陰干しでもほとんどの物が一昼夜で乾き切ります。それをキチンと畳んで仕舞い込むのは快感です（やはりセロトニンが分泌されるのでしょう）。

(5) 掃除。板敷き部分の多い家に住んでいるため、週に一回はバキュームとモッピング（ワックスかけ）が必要です。これは娘に任せた仕事なのですが、彼女の試験期には代わってやります。やってみると、これも一種の運動で楽しいことが判りました。モッピング後、ハダシの足裏に触れる床の感触は、実にいいです。

家事は他にも沢山あるゾ、ですって？ ま、そうおっしゃらず、できることから始めてみて下さい。

二世ドクターのポール山内先生は七五歳で引退してから料理を勉強されました。九三歳で亡くなるまで、アルツハイマーの奥方を自宅で介護されました。あらゆる面でお手本だった先生を、私は今でも敬慕しています。

これも蛇足ですが私の場合、もう自分だけのために料理する自信がありません。ですから、妻より早く死にたいと希望しています。

この願いはかなり切実です。つまり私は、妻の長命を願う良い夫のようで、実は冒頭に述べた「人生の寂寥感」を妻の方に押し付けようとする悪い夫、ということになります。やれやれ。

椎間板《ついかんばん》ヘルニアの拷問と教訓

まず、拙い川柳を一句お読みください。

「わが歳を　教えてくれた　椎間板」

二〇一六年一一月一四日のことです。私は七六歳になったばかりでした。睡眠不足が四、五日続き、その日は疲れていました。が、「こんな日こそ、剣道で汗を流し、サッパリしよう」と道場へ出向きました。四五歳で始めた剣道です。四〇代、五〇代は多忙でしたから、疲れた身体を引きずって剣道へ赴くことは、以前からよくありました。

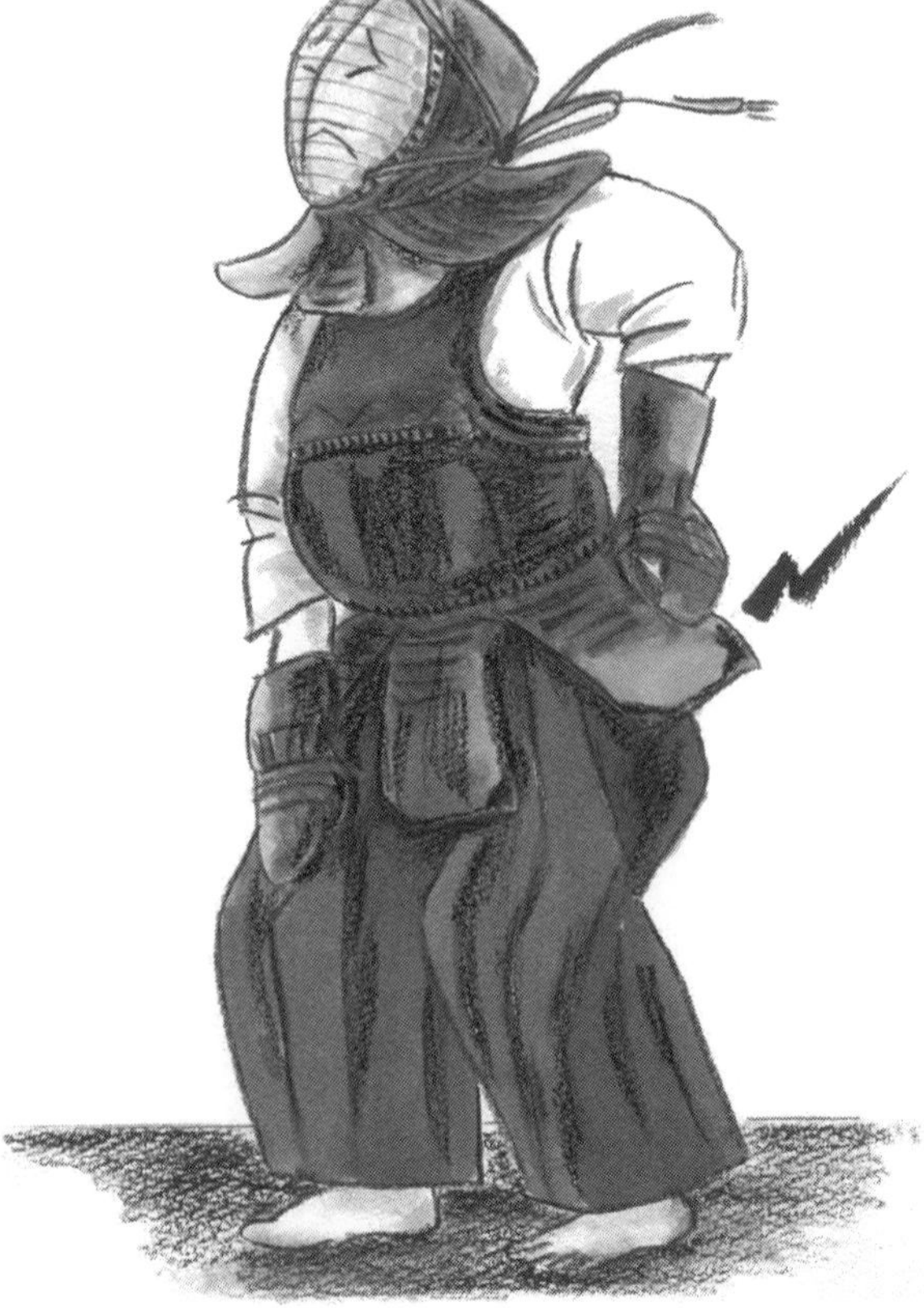

その日出向いた道場には、七段の大先生が多く、いつも中学生の気分で稽古に励んでいました。その夜も中学生気分で稽古を始めてまもなく、左腰にピリッと痛みが走りました。実はその道場、床が固いことでも知られているのですが、「なに、これくらい稽古してりゃよくなる」と続けました。実際そういうことは、前にもあったからです。しかし、その夜はよくならず、ひどくなりました。そして、それ以降日に日に左腰から左脚にかけての痛みが強まり、三日後には左膝から下への麻痺《まひ》（シビレ）さえ発生。五日後にＭＲＩ検査を受けました。

家のベッドでも仰向けの姿勢では痛くて眠ることができなかったのに、ＭＲＩでは硬い板の上に仰臥位《ぎょうがい》で寝かされ、おまけに両膝をベルトで固定されて二五分間。拷問でした。その検査で見事に椎間板ヘルニアが証明されました。第四と第五腰椎の間の椎間板が左後方へ少し飛び出していました。そのわずかな突出部《とっしゅつぶ》がモロに神経を圧迫していたのです。

その日、わが脊椎《せきつい》専門医は、ステロイド剤一週間分を処方。これがまったく効果なし。次いで、局所の神経ブロック注射を受けました。これは夢のように効きました。それまではゴリラよろしく前かがみでノソノソと歩いていたのに、注射後はあたかも剣道高段者の如く直立姿勢で歩けるようになりました。左下脚のシビレ感も消失。嬉しかったです。

ところが、この劇的効果は丸二四時間しか持続しませんでした。注射翌日の夜には「どんな姿勢をとっても痛くて眠れません！」という状態に逆戻り。ガッカリしました。

＊

受傷後一六日目の一一月三〇日から、脊椎専門医の処方による物理療法開始。週三回のペースでした。その内容を列記してみます。

①温熱療法。まず右を下にして治療台に寝かされました。死んだマグロのように。そして背中の左下から尻（左臀部《でんぶ》）・もも（左大腿部《だいたいぶ》）へかけて、大きなヒーティング・パッド（部厚くて熱い座布団の親玉みたいなもの）をあてがわれました。この姿勢で五分間（初期にはこれをしてもらうと、ほんわかといい気持ちになり、本当にありがたかったです）。

②マッサージ。同じ姿勢で同じ部位（圧痛点）への指圧を受けました。私についたセラピストはエミリーという韓国系米人のまだ若いヤセ形の女性でしたが、指先の力は大変なもの。鍛錬の成果だったのでしょうが、言い換えるとこの治療は痛く、唸《うな》りました。私の唸り声をエミリーは完全に無視しました。

③電気刺激。同姿勢で同部位に複数の電極（心電図検査のとき使うやつを想像してくださ

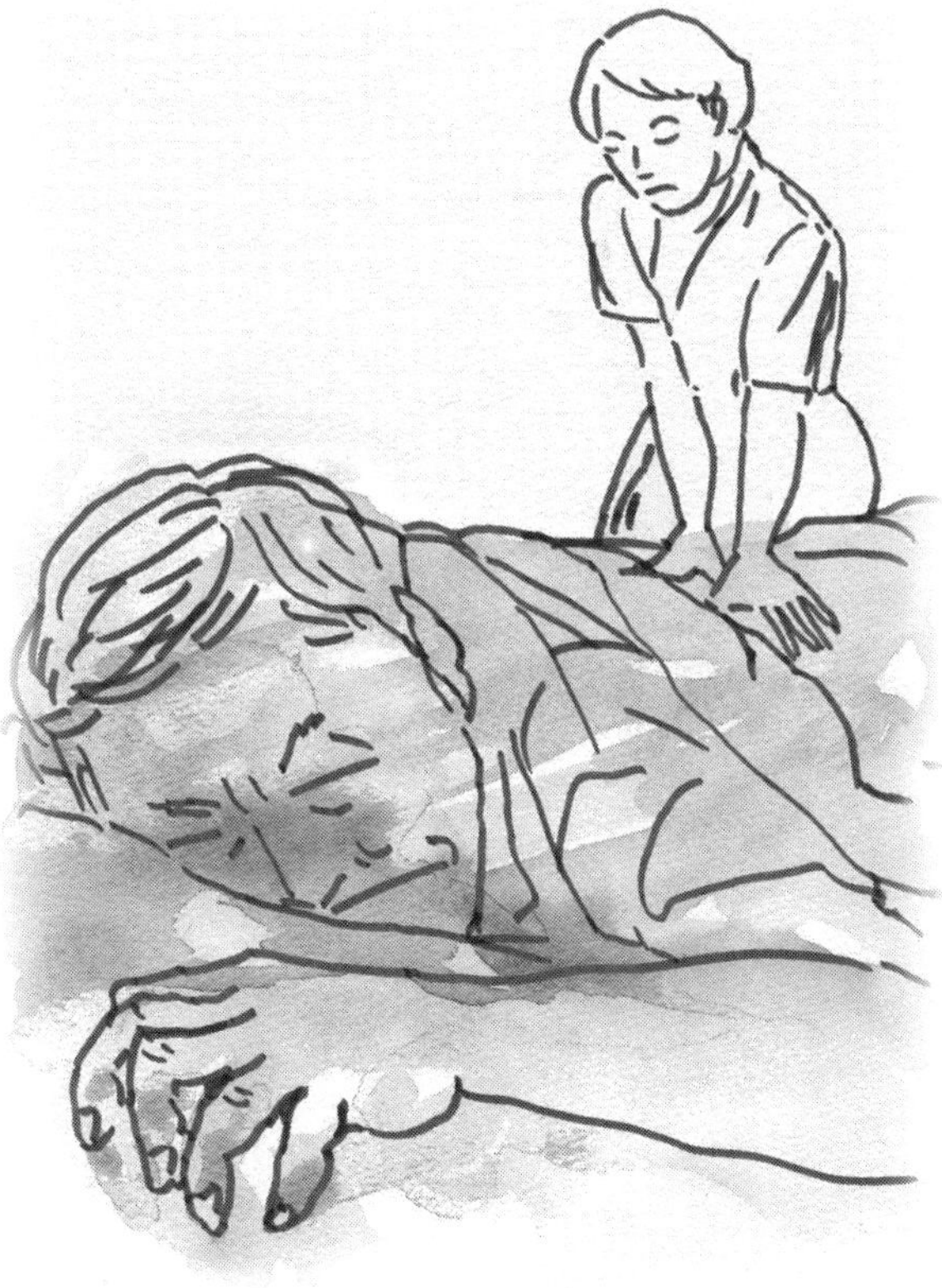

い）を貼り付けられました。死んだガマガエルが釣り針に引っかかって釣り上げられ、放り出された形だったと思います。明確な痛みと感じられる寸前まで細かい波動を伴う電気的な刺激が強められ、五分間。なぜか一分ごとに痛みの感覚が強まりましたから、決して快適な治療ではありませんでした。しかし、終わると痛みは軽くなっているのでした。

④ストレッチ。受動的なものと自分でやるもの。受動的なもの、つまりエミリーが私の膝や腰を曲げたり押したり引っ張ったりするもの。時にはエミリーの胸が私の膝に思いっきり押しつけられたりしましたが、痛み以外は何も感じませんでした（これは痛みのせいだったか年のせいだったかよくわかりませんが、たぶん両方）。

自分でやるものは六種類ほどあって、それぞれについてエミリーは「三〇秒四回！」と大声で命令して、サッとどこかへ消えます。痛いのでちょっとサボろうかと考えていると、エミリーはまた現われ、「アーユーＯＫ？」などとにこやかに言いつつ、監視の眼を光らせるのでした。

⑤運動療法。自転車漕《こ》ぎ、膝の屈伸など。

一時間の苦行を終えて物理療法室を出る時には、不思議なほど左腰の痛みはなくなっていました。しかし、約一五分後に自分のオフィスへ着く頃には、また鈍痛が始まります。

これも不思議でした。

エミリーからは、家でもストレッチをするように言われました。私は彼女が教えてくれたストレッチ六種に「エミリー体操」と名前を付けました。

私は、医学部時代ボート部に所属していました。そこでは「苦しくてもがんばる」がモットーでした。したがって私は、エミリー体操でもがんばりました。痛みに耐えれば耐えるだけ早くよくなると信じて。

そうすると、かえって痛みが増しました。背中の左下から左のお尻へかけての焼けつくような痛みのため一二月五日の夜はとうとう全く眠れなくなりました。ソファに座って眠ろうとしましたが、それもダメ。ベッドの上であっち向いたりこっち向いたり。七転八倒とはこのことです。そばで寝ていた妻には迷惑をかけました。

もちろん私は、焼けるような痛みは突出した椎間板が脊髄《せきずい》神経を圧迫していることが原因と考えましたから、翌朝早く受け持ちの脊椎専門医へ電話を入れ、

「もう耐えられない、早急に手術してほしい」

と懇願しました。私の必死の訴えをやけに冷静に聞いた専門医は、

「もう一度、物理療法を受けてみなさい」

と指示。私はやむなく、文字通り這《は》うようにして療法室へ。あいにくエミリーはその日お休みでしたが、彼女の上司が応急治療に当たってくれました。専門医からすでに連絡が入っていたようでした。

中年のおばさん風に見える上司の指先の力は強烈でした。うつ伏せに寝かされた私の背中左側下部を彼女が押したとき、私の唸り声は広い療法室中に響き渡ったでしょう。

電気刺激を含む約二〇分の治療が終わると、痛みはウソのように軽くなっていました。

「これは、神経刺激による痛みではなく、筋肉の収縮（muscle contraction）によるものです」

そう説明され、私は一瞬ポカンとしました。でも、ホッとしました。緊急手術が遠のいたことがわかったからです。それに、

「筋肉痛ならなんとかなるわい」

とも思ったからです。筋肉痛を訴える患者さん方に常々「温めて、マッサージして、痛みが増さない範囲で軽く動かして」と申し上げていた私でした。

帰ろうとする私にエミリーの上司は、

「筋肉痛だから、ストレッチはやり過ぎるとかえって痛くなる。家では痛みを感じる一歩手前くらいの強さで実施してください」

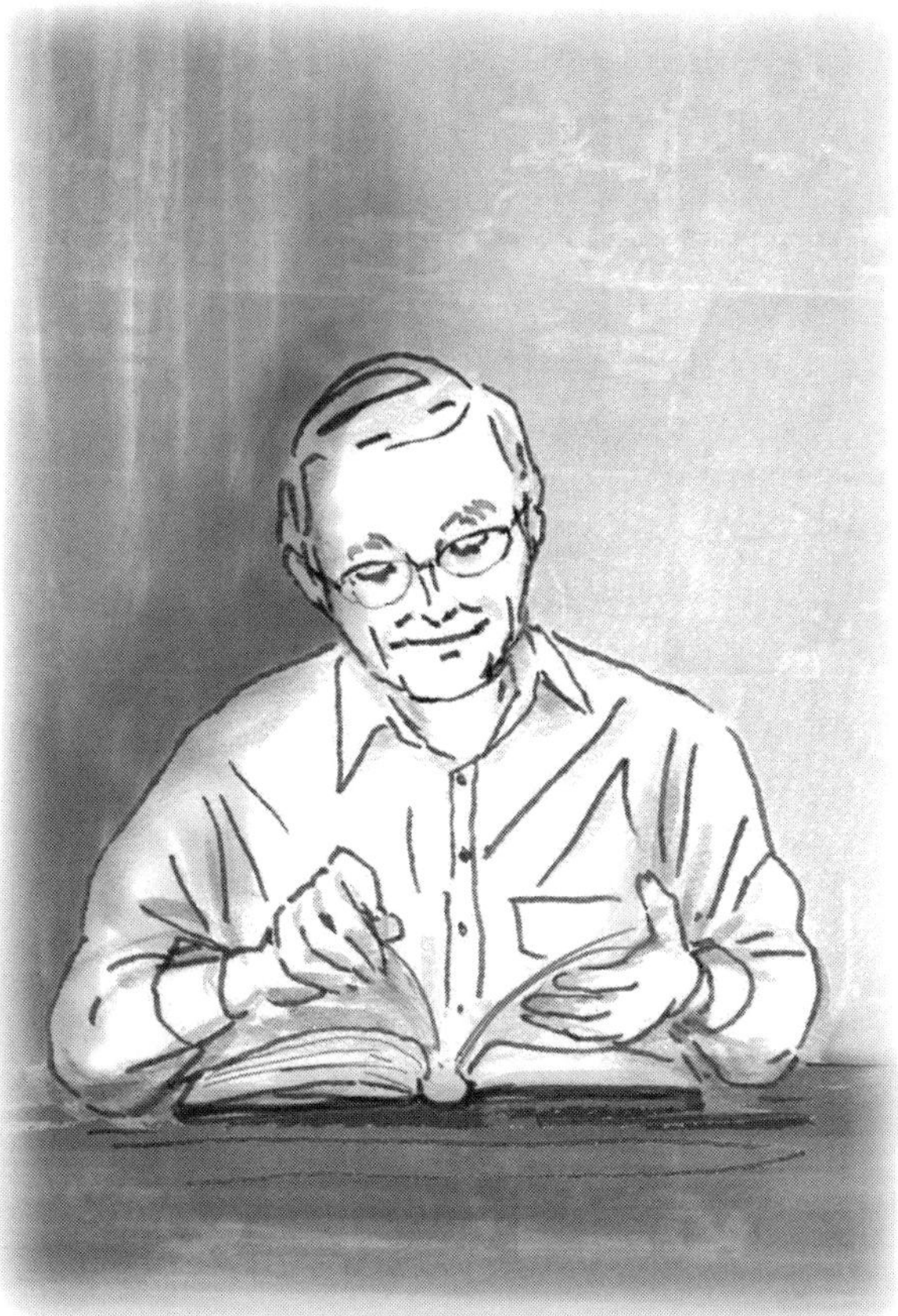

と説明を追加しました。私は納得しました。

その日、私は休診せずに働くことができました。そして夕方、教科書を開きました。そこには、およそこんなことが書いてありました。

＊原因。椎間板への負荷《ふか》（重い物を抱えること、など）。加齢による椎間板の変性（加齢でもろくなる！）。

＊症状。椎間板突出部位の痛み（脊髄神経への直接的圧迫による）。これは身体を動かしたり変な姿勢をとったりすることにより悪化する。長時間座り続けることによっても増悪（経験しました！）。痛みは下肢へ放散し、シビレ感を伴う。脊髄神経への刺激で下背部・臀部《でんぶ》（お尻）・大腿部（もも）の筋肉が収縮することによる二次的筋肉痛（大いに経験！）。そして下肢筋力の衰え（これもありました）。糞尿失禁《しっきん》もあり得る（これは免れました！）。

＊治療。①鎮痛剤、②安静（言うは易し、ですが……）、③経口の消炎剤やステロイド剤、④ステロイド剤および鎮痛剤の局所注射（効果は三か月持続可能とありますが、私の場合二四時間だけ）、⑤物理療法、⑥手術により突出部を除去する。

丸二か月の物理療法を終了した後、脊椎専門医の診察を受け、「おそらく手術は不必要だろう」というお言葉を頂戴しました。

今回の椎間板ヘルニア経験で驚いたことがあります。受傷後一か月ほどしてなにげなく体重を計りました。運動量はめっきり減ったのにステロイド剤の影響で食欲は衰えていませんでしたから、体重は増えているだろうと予測しました。ところが、受傷前の一一月前半には一四三ポンド（約六五キロ）だった体重が、なんと一四ポンド減って一二九ポンド（約五九キロ）になっていました（身長は五フィート九インチ＝約一七五センチで、若い頃より二センチ減！）。あらためて観察すると、左のお尻と左のふとももが右に比べて半分近くに小さくなっていました。文字通りげっそりと痩せて、その辺りだけシワが寄っていました。そこまで筋肉が衰え、萎縮していたのです。

＊

椎間板ヘルニア経験で「驚いたこと」に続き、「学んだこと」（転んでもタダでは起きない精神！）についても申し述べたいと思います。

私は、梨状筋《りじょうきん》（Piriformis）という筋肉がお尻の内部に存在することは心得ていましたが、その正確な位置や機能は把握しておりませんでした。それをわが物理療法士エミリー先生に教えられました。

梨状筋は、骨盤の後壁をなす仙骨の内側から始まり大腿骨々頭部（大転子《だいてんし》 Greater trochanter）に付着します。曲げた状態の膝を外側へ回転させる働きをします（お相撲やレスリングやダンスなどにおける複雑な腰の運動で活躍します）。梨状筋の機能を知ったことで、「筋肉には、それぞれの働きがあるんだなあ」

と改めて感心しました。そして、いつもは「硬い！」とか「鈍い！」とか文句ばかり言われている私の筋肉たちのことを思いました。皆それなりに一生懸命働いているのです。「諸君のおかげで、私は生きていくことができる」と彼等の所有者であり使用主である私にちょっぴり感謝の気持ちが生じました。

位置と機能を正確に把握していなかったバチが当たってか、私の椎間板ヘルニアではこの筋肉が最もひどくやられました。お尻に生じた灼熱痛《しゃくねつつう》（そのとびきり強烈なのを体験！）はこの筋肉の強い収縮によるものでした。

椎間板ヘルニアによる痛みを緩和するためのストレッチには、マッケンジー体操（McKenzie exercise）という結構な名称が与えられていることも知りましたが、エミリーが私に教えてくれたのは、主に梨状筋を伸ばしたり鍛えたりするものでした。やり過ぎればかえって痛くなるのは、当たり前だったのです。

どんな姿勢で寝ると痛みが緩和されるのかも学びました。私の場合、枕を二つ重ねて使い、右を下にして寝て、曲げた膝の間に毛布を丸めて挟んで……。ま、私の場合の説明はこのくらいにしておきます。椎間板がどのレベルでどちら向きに突出しているかにより、これはケースバイケースなのです。

脊椎専門医から教えられたのは次のことです。

①突出した椎間板の突出部分が大きく、諸症状が激しければ緊急手術、②突出部が小さければ物理療法で経過観察、③物理療法で突出部が脊椎と脊椎の間に戻る（引っ込む）ことは決してなく、時間の経過で消失する（血流が悪いことなどにより突出部分が壊《え》死《し》化《か》するため）。

なんと物理療法の目的は、症状緩和による時間稼ぎだったのです。症状が治まらぬうちにジャンプなどやって無理をすると、椎間板がさらに飛び出し症状は悪化する、とも教えられました（ああ恐ろしい！）。「だから、あと三か月はジャンプ禁止」と一月末の診察時に言い渡されました。

学んだうちで一番大切だったのは、次のことかも知れません。

「七〇代半ばでも新しいことを学ぶことができ、学ぶことは嬉しく楽しい」

反省点もありました。

七〇歳超は第二次世界大戦そのもの、あるいは敗戦後日本の惨状を知る最後の世代です。成長期にあまり牛乳など飲ませてもらえませんでした。牛乳どころか、米のご飯にさえめったにありつけませんでした。飢え死にしなけりゃ上等、という時代でした。ですから、成長期に骨格系統が必要とする栄養を充分に摂取できなかったはずです。その影響は、骨格系統の構造的脆《もろ》さとなって後期高齢となった今に現われると考えるのが順当でしょう。そうした要素を、私は明らかに無視していました。固い床の道場で、左足の引きつけを速くするため、右足の踏み込みをことさら強くする稽古に励んだのでした。愚かでした。

もう一つあります。私は、剣道をストレス解消のためにやっていたキライがあります。確かにそういう効果はありました。しかし、考えてみれば、剣道は剣道のためにするべきものです。その価値があります。何かのための道具ではありません。ストレスが解消するとしたら、それは単なる結果、副産物に過ぎません。

「何を今さらわかりきったことを言っているのだ」と高段者の先生方には叱られそうです。椎間板ヘルニアが完全に治ったら、休養を充分にとり、エネルギーを蓄えて稽古に臨みたいと思います。それをしなかったバチが当たっての椎間板ヘルニアでした。

思えばリトル東京で開業してから三六年。三六年間には椎間板ヘルニアの患者さんを何人も専門医へ紹介しました。その患者さん方がどんな思いでその後の治療に取り組んでおられたか、自分が経験するまでほとんど知りませんでした。

これは椎間板のことにとどまりません。諸種のガンとその手術、胆石とその手術、心筋梗塞（ハートアタック）、脳梗塞（ストローク）とその後のリハビリ、進行した関節炎に対する膝や股関節《こかんせつ》の置換術《ちかんじゅつ》、等々。皆さんの苦闘・敢闘を思わずにはいられません。気持ちを患者さんたちに寄り添わせ、謙虚にさせてくれる椎間板ヘルニア体験でした。

受傷後四か月を経て、嬉しいこともありました。そろーりそろーりと剣道に戻りつつあることの他に、仰向けで寝られるようになりました。寝返りを打っても当初のような激痛はありません。

おわりに——書いたいきさつ

「いやあ、今はとても無理だと思います」

これが私の最初の反応でした。本来、「お返事」と書くべきところでしょうが、「反応」としか表現できないくらい、私は即答してしまいました。

ここロスアンゼルスでは、第二次世界大戦以前より日系人の多くが庭園業で生計を立ててきました。日本で高等教育を受けた人も、こちらで苦労してエンジニアや建築家となった人も、それ以外に職が得られなかった時代が結構長く続いたのです。日系の庭園業者はお互いの生活を護るため「庭園業連盟」を結成し、連盟機関誌を毎月発行してきました。

その南カリフォルニア庭園業連盟機関誌「ガーデナの友」の日本語欄編集長である森作正男氏が、二〇一三年の夏も終わる頃わざわざ私のオフィス（日本式に言えば、診療所）を訪れてくれました。そのときのことです。森作氏は私に優しい笑顔を向け、「『ガーデナの友』に何か書くように」と勧めてくださったのでした。

とにかく「考えさせてください」ということで森作氏にお引き取りいただいた後も、この件がずっと頭を離れませんでした。

「書きたい」

そう思う素地が私の心にあったからです。

私は、ロスアンゼルス日本語文芸の先輩、山中眞知子先生（この方は、日本で学校の先生をしておられ、こちらではダンスの先生もしておられたと伺っています）が同誌に「ガーデナの妻」と題する随筆《エッセイ》を連載しておられることを知っていました。それに私は、ずっと眞知子先生がこの地の日本語新聞「羅府新報」等に発表されるエッセイや小説の大ファンでもありました。

「眞知子先生といっしょに同誌の連載担当者になりたい」

そういう欲望が私の胸にムラムラと湧き起こったのです。

そんな私の耳に、数日を経て森作氏の言われた言葉が蘇《よみがえ》ってきました。

「フテーキで結構ですから」

ステーキではありません。ビーフステーキなどは身体に良くないので、森作氏が勧めるわけもありません。

不定期、つまり気が向いたとき書けばよい、との申し出だったのです。この言葉に、私の心はまるでクモの巣にひっかかった蛾《が》か蝶《ちょう》のようにからめとられてしまいました。

これにも理由があります。

私は、ロスアンゼルスのリトル東京で日々診療することで生きている開業医です。一九八一年にパートでスタートしてから二十年くらいは、たくさんの一世の方々をお世話しました。そして、あの世へお見送り申し上げました。

今も一世の方々の懐かしいお顔が目に浮かびます。仲村信義《しんぎ》・千代夫妻は、私を日系二世ドクターのポール山内先生へ紹介してくれ、自らも私のオフィスへ通うことで私の開業を応援してくれました。

すべての一世の方々がこの世を去られてすでに久しく、今や二世の方々の平均年齢は九〇歳を超えています。「敬老ホーム」などの施設に入っておられる方も多い今日この頃です。皆さん、高血圧・糖尿・心臓病など何か問題を抱えており、病状が悪くなると入院となります。

入院される方の数は、増えたり減ったりと波があり、入院が増えると、私はがぜん忙しくなります。回診と入退院のお世話と家族との対応などで夜も昼もなくなります。逆に入院者数「ただ今ゼロ」の日が一週間以上続くこともあります。

ですから、「フテーキでよい」とのお申し出は、とても魅力的でした。森作氏の訪問後一週間も経ってから、私はとうとう「本当に不定期でよろしければ」とご返事申し上げたのでした。

＊

「ガーデナの友」には、かつて南カリフォルニア庭園業連盟創設者の南雲正次《なぐもしょうじ》氏が「ガーデナ語録」を連載しておられたと聞きます。氏の『北人、南雲正次の遺稿』という本（一九七八年刊）を、仲村信義氏から一九八〇年頃に頂戴し、私は夢中になって読みました。そして、この地で生きる上での大きな刺激と励ましを受けました。そのため森作編集長へご返事申し上げたとき、「ガーデナの友」に書かせていただくことは、私にとってとても光栄なこととも感じていました。

題は、「リトル東京ヤブ日記」にしようと考えました。リトル東京に藪《やぶ》はないかも知れませんが、ヤブ医者はいるのです（「そうか、ではお前んとこに通うのは、もう止めよう」と患者さん方に言われると、まだチョット困るのですが）。それに、ヤブという言葉の響きに私は庭園業とのかかわりを感じていました。

「皆さん、どうぞよろしく」

こう書いてフテーキの（つまり、ときどき穴のあく）「リトル東京ヤブ日記」の連載をスタートしたのが、二〇一四年の初頭でした。

同じ頃に、ロスアンゼルス日系社会を揺るがす大きな問題が発生しました。それまで日系社会所属の非営利機関だった「敬老ホーム」四施設（看護ホーム二か所と引退者ホーム・中間看護施設各一か所）が、経営責任を負っていた「敬老理事会」の手で営利目的の私企業に売却されようとする事態でした。

ロスアンゼルスに日系社会を築き上げてきた一世の苦労をねぎらい、老後の安全を保証するため「敬老看護ホーム」が建設されたのが一九六八年。「庭園業連盟」のメンバーは建設の趣旨に共鳴し、その後設立された三施設も含め、週二回ペースで営々と各施設の造園・美化・清掃のボランティア活動を続けました。その奉仕を現在価格の労賃に換算すると、ゆうに総額一千万ドルを超えると言われます。その庭園業連盟に何の断りも相談もなく、「敬老理事会」は売却を決定したのでした。

庭園業連盟は、早い時期から売却反対を表明しましたが、まさかそんな酷いことをされ

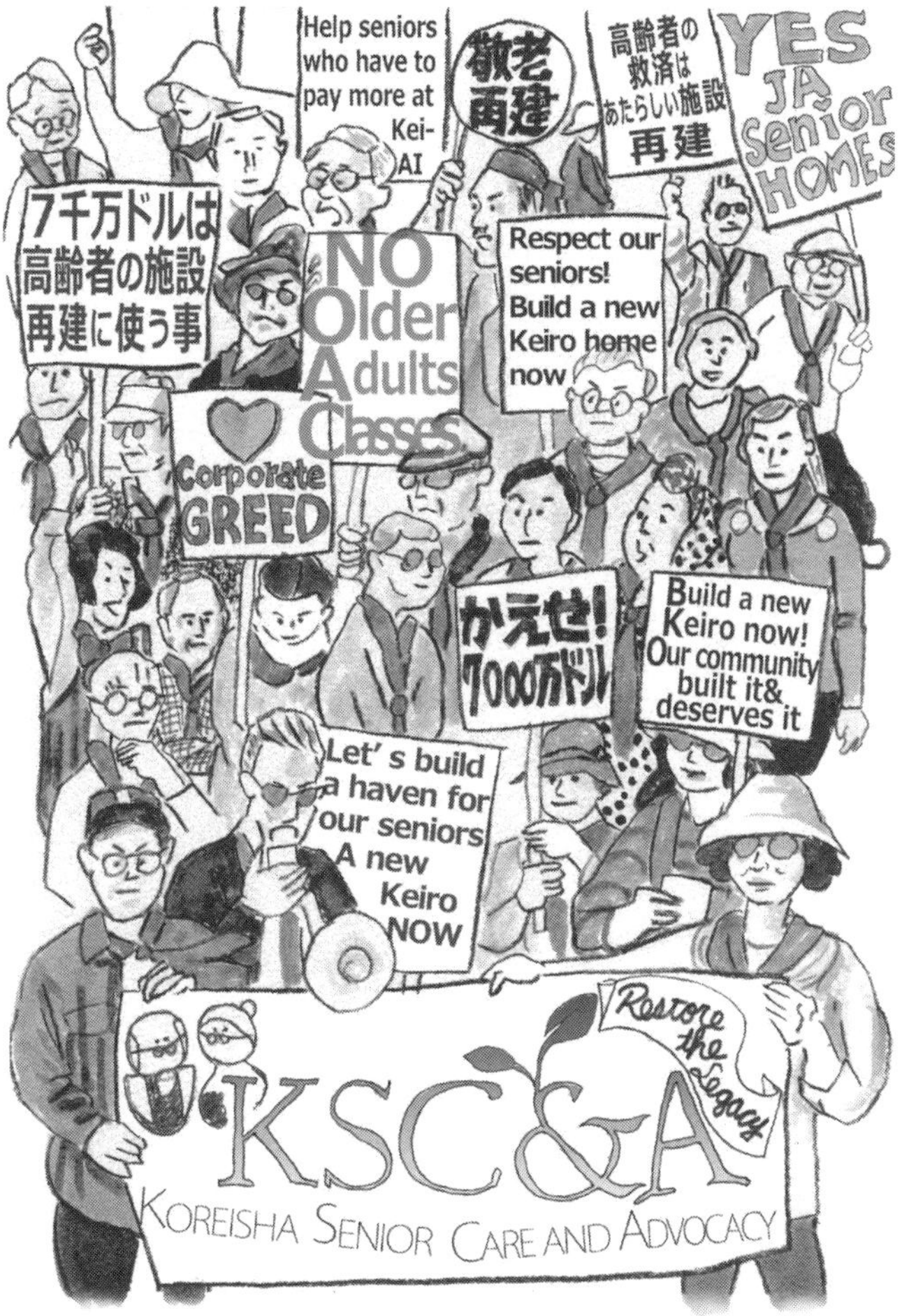
Help seniors who have to pay more at Kei-AI
敬老再建
高齢者の救済はあたらしい施設再建
YES JA Senior HOMES
7千万ドルは高齢者の施設再建に使う事
NO Older Adults Classes
Respect our seniors! Build a new Keiro home now
Corporate GREED
かえせ! 7000万ドル
Build a new Keiro now! Our community built it& deserves it
Let' s build a haven for our seniors A new Keiro NOW
Restore the Legacy
KSC&A
KOREISHA SENIOR CARE AND ADVOCACY

ると思っても見なかった日系社会全体の反対運動は立ち後れ、二〇一六年二月には売却が正式に成立してしまいました。

私は、同年一〇月号の「ガーデナの友」誌に次のような文章を発表し、敬老四施設を日系社会の非営利機関として再生させる必要を訴えました。

＊

敬老理事会に物申す

羅府新報七月一九日掲載の敬老理事会による声明文「敬老の過去、現在、将来」を読みました。誰の手によるのか、とてもよく書けています。実情を知らぬ人なら「ああ、そうなのか」とコロッと思ってしまうことでしょう。一九八二年以来、敬老施設で患者さんをお世話して来て実情を知る医師として、「何か言わねば」と責任を感じました。

まず第一に、四施設売却の理由として相変わらず「経営困難を予測した」と訴えています。ここでご注意いただきたいのは、彼等の予測が本当に正しかったのなら、買い手などつかなかっただろう、という点です。ところが、実際にはパシフィカ社という経営プロが買いました。経営は可能だったのです。これは、好意的に言っても予測が間違っていたということであり、一歩突っ込んで言えば、予測を言いわけとして経営を放棄したことを物語っています。

第二に、新経営者の行動を観察してきた結果、「ケイアイ看護ホーム」と名を改めた施設の状況は「何も変わっていない」と述べています。よくもヌケヌケと言えたものと驚きました。これは、理事会が居住者やスタッフの置かれた状況を全く見ていないことの証拠です。

実態を私が知る範囲でお伝えしたいと思います。

①新経営者のアスペン社は、本年二月中にスタッフの健康保険を経費節減のため変更

②健康保険プレミアム（掛け金）自己負担の大幅な増額のため、多くのスタッフが離職

③スタッフ補充は難航（「新スタッフを紹介してくれたら、五〇〇ドルの報奨金授与」のお知らせは、私も受け取りました）

④バイリンガル（日本語に堪能）のスタッフが激減（ナースとして優秀で各フロアを支えていたのに離職した三名の名前を私は即座に挙げることができます）

⑤残されたスタッフの長時間過重労働（いったん仕事に入ると長く拘束されるので、ナース

の皆さんは蔭《かげ》で「ケイアイ看護ホームじゃなくて、ケイアイ・アパートだ」と言ってるそうです。「住んでるのと同じ」の意)

⑥看護学生の姿が多く見られるため（アスペン社は、看護学校と新契約を結んだようです）、リンカンハイツの施設は、一見賑《にぎ》やかです。しかし、居住者の表情は以前より暗く沈んでいるように私には見受けられます。

「敬老ホームの三大特徴は、①床ずれが少ない、②糞尿のニオイがしない、③痛みや欲求不満で叫ぶ居住者がいない」ことと以前に私は書きました（二〇一四年二月五日付「羅府新報」）。この素晴らしい伝統が、まもなく危機に瀕《ひん》する、と私は懸念しています。人は誰しも疲れが溜まると過誤や手抜きを犯しやすくなるからです。

実態を変えるもう一つの要素をご報告せねばなりません。従来、入居費のメディケア（政府管轄の高齢者保険）補償期間が切れると自己負担となり、自己資金が底を突くとほぼ自動的にメディケア・メディキャル補償（以下、メディ・メディ）に切り換えられていました（メディキャルは政府管轄の低所得者用保険）。安心していられました。まさにこの点のポリシーが、本年七月段階でアスペン社によって変えられました。すなわち、①メディケア補償期間終了に伴い、入居者は長期療養のための申込書を出し直さねばならない、②家族はその段階で自宅介護に切り換えるよう強く勧告されるという内容です。つまり「儲《もう》からないメディ・メディ入居者の発生を未然に極力防止する、という政策です。

敬老理事会は、経営に不利なメディ・メディ入居者のケアを切り捨てるために売却を決めたと推察されます。今やその切り捨て作業を業者にやらせている、という情況になっています。

一方でアスペン社は、他人種コミュニティの裕福な層からの入居者を求めています。敬老ホームの過去の名声が彼等を誘っていると言えます。仲村千代さんという一世の私の患者さんが「敬老の看護は全米一だそうですよ」と誇らし気に語ってくれたことを、私は今でもありありと覚えています。

アスペン社の新政策の結果、リンカーンハイツの施設では、明らかに日本人・日系人でない入居者が増えています。時々「あれ、ここはどこの看護ホームだっけ?」と思わされます。ヒスパニック、中国系、韓国系の入居者が増加しているのですが、彼等の家族は皆お年寄りを大事にします。私は好きです。

しかし問題は、①バイリンガル・スタッフの減少、②日本人・日系人入居者の減少(他人種の増加）、という事態は、昨年九月二日にカリフォルニア州司法長官の提示した「文化的配慮に基づくケアを五年間は継続する」という条件が、すでに破られていることを意味している、ということです。

以上、私の観察した「実情」をご報告申し上げました（政治的な配慮から、出来るだけ丁寧な言葉で書いたつもりですが、私の老いた胸の中では怒りが煮えたぎっていること、お察しください）。

＊

この文章を発表した結果、と言えば手前味噌《みそ》が過ぎますが、「敬老四施設の買い戻し、または再建」を掲げた運動は、「高齢者を守る会」という名の草の根団体を中心に二〇一七年暮れの現在、南カリフォルニア日系社会において大きなうねりを見せ始めています。

そして、私は今もフテーキの「リトル東京ヤブ日記」を書き続けています。

謝辞

そもそも私にこんな文章の執筆を勧めてくださったのは、南カリフォルニア庭園業連盟機関誌「ガーデナの友」日本語部編集長の森作正男氏でした。氏へまず、心からの感謝を申し上げます。

また書籍化に当たっては、論創社の松永裕衣子氏と福島啓子氏のお二方にひとかたならぬお世話になりました。挿絵は前著「家庭内捨て子物語」に引き続き高山啓子画伯にお願いしました。これらの方々に厚くお礼申し上げます。

二〇一八年六月二日　ロスアンゼルスにて

入江　健二

入江　健二（いりえ・けんじ）

1940年東京世田谷生まれ。4歳で奈良へ疎開。生家は東京大空襲で焼失。戦後、池袋・新宿の焼け跡で育つ。東大医学部時代、ボート部所属。66年医学部卒業時より当時の「青年医師連合」運動にかかわり、東大病院支部長を務める（67年国家試験ボイコット戦術により、有名無実の医師修練制度だったインターン制度を廃止へ追い込む）。68年より都立大久保病院外科勤務。69年には、総評傘下の都職労病院支部大久保病院分会書記長に。が、美濃部「革新」都政下御用組合化した都職労の方針に反する運動を展開し、2か月の停職処分を受け、分会を追われる。71年渡米し、UCLAでがん研究5年。更に医師としての再研修5年の後、81年ロスアンゼルス・リトル東京で開業。73年、リトル東京の草の根団体「日系福祉権擁護会」の中に主に日系一世・二世を対象とする「健康相談室」を開設、現在に至る。著書に『リトル東京入江診療所』『リトル東京で、ゆっくり診療十七年』（ともに草思社刊）、『万里子さんの旅』『家庭内捨て子物語』（論創社刊）。

70歳からの健康法

2018年10月1日　初版第1刷印刷
2018年10月10日　初版第1刷発行

著　者　入江　健二
装画・挿絵　高山　啓子
発行者　森下　紀夫
発行所　論　創　社
　　東京都千代田区神田神保町 2-23　北井ビル
　　tel. 03（3264）5254　fax. 03（3264）5232
　　http://www.ronso.co.jp/
　　振替口座 00160-1-155266
装　幀　野村　浩
印刷・製本　中央精版印刷

ISBN978-4-8460-1742-2